Introduzione

Nella frenesia della vita moderna, spesso ci troviamo immersi in una serie infinita di impegni, responsabilità e distrazioni. In questo vortice di attività frenetiche, è facile perdere di vista ciò che è veramente importante e trascurare il nostro benessere emotivo, mentale e fisico. Tuttavia, è fondamentale riconoscere che la vera felicità e soddisfazione non provengono dall'esterno, ma da dentro di noi stessi.

In questo libro, esploreremo venti pratiche e strategie chiave per vivere una vita di pienezza e soddisfazione. Questi principi, radicati nell'antica saggezza e supportati dalla ricerca moderna, ci offrono un percorso verso una vita più equilibrata, significativa e appagante.

1. Coltiva gratitudine ogni giorno:

La gratitudine è un potente antidoto contro il pessimismo e l'insoddisfazione.

Focalizzandoci sulle cose positive nella nostra vita e riconoscendo le benedizioni quotidiane, possiamo trasformare la nostra prospettiva e trovare gioia anche nelle circostanze più difficili.

2. Pratica la gentilezza verso te stesso e gli altri:

La gentilezza è un atto di amore verso se stessi e verso gli altri.

Trattare noi stessi con compassione e indulgenza ci permette di coltivare una relazione più sana con noi stessi, mentre praticare la gentilezza verso gli altri ci connette con la nostra natura compassionevole e ci arricchisce spiritualmente.

3. Cerca di vivere nel presente:

Troppo spesso, siamo tormentati dai rimpianti del passato o dalle preoccupazioni per il futuro, perdendo di vista il momento presente. Tuttavia, è solo nel presente che possiamo veramente sperimentare la vita. Imparare a vivere nel momento presente ci consente di godere appieno delle gioie e delle bellezze della vita e di affrontare le sfide con maggiore chiarezza e consapevolezza.

4. Fai attività fisica regolarmente:

L'esercizio fisico non è solo importante per la nostra salute fisica, ma anche per il nostro benessere mentale e emotivo. L'attività fisica rilascia endorfine, gli ormoni del benessere, che ci fanno sentire più felici e più energici. Inoltre, l'esercizio regolare può aiutarci a ridurre lo stress e l'ansia e a migliorare la nostra autostima e fiducia in noi stessi.

STRATEGIE VINCENTI PER IL SUCCESSO PERSONALE E PROFESSIONALE.

RISVEGLIA IL GIGANTE CHE E' IN TE

21 Strategie collaudate per coltivare la gioia, l'equilibrio e il successo in ogni area della tua vita

5. Coltiva relazioni significative:

Le relazioni umane sono un elemento chiave della nostra felicità e benessere. Coltivare legami significativi con amici e familiari ci offre sostegno emotivo, compagnia e un senso di appartenenza. Investire tempo e energia nelle nostre relazioni ci ripaga con un profondo senso di soddisfazione e appagamento.

6. Trova un senso di scopo e significato:

Avere un senso di scopo e significato nella vita ci dà una ragione per alzarci al mattino e affrontare le sfide della giornata con determinazione e ottimismo. Trovare il nostro scopo richiede auto-riflessione e esplorazione, ma può portare a una vita più soddisfacente e significativa.

7. Dedica del tempo alle tue passioni e hobby:

Le passioni e gli hobby ci permettono di esprimere noi stessi in modi unici e creativi. Trascorrere tempo facendo ciò che amiamo ci riempie di gioia e ci aiuta a rilassarci e ricaricare le batterie. Coltivare le nostre passioni è essenziale per il nostro benessere emotivo e mentale.

8. Sviluppa una mentalità ottimistica e resiliente:

Una mentalità ottimistica ci permette di affrontare le sfide della vita con coraggio e determinazione. Sviluppare la resilienza emotiva ci aiuta a superare gli ostacoli con forza e flessibilità, permettendoci di adattarci alle circostanze mutevoli della vita.

9. Impara a gestire lo stress e le emozioni:

Il modo in cui gestiamo lo stress e le emozioni ha un impatto significativo sulla nostra salute e benessere generale. Imparare a riconoscere e gestire le nostre emozioni in modo sano ci permette di mantenere la calma e la chiarezza mentale anche nelle situazioni più difficili.

10. Pratica la mindfulness o la meditazione:

La mindfulness e la meditazione sono potenti strumenti per trovare equilibrio interiore e pace mentale. Queste pratiche ci aiutano a vivere nel momento presente, a ridurre lo stress e l'ansia e a sviluppare una maggiore consapevolezza di noi stessi e del mondo che ci circonda.

11. Mantieni un equilibrio tra lavoro e riposo:

Un equilibrio sano tra lavoro e riposo è essenziale per il nostro benessere generale. Prendersi del tempo per rilassarsi e ricaricare le batterie ci aiuta a mantenere la nostra produttività e creatività, mentre lavorare troppo può portare a stress e esaurimento.

12. Fai del volontariato o aiuta gli altri:

Aiutare gli altri in modo altruistico ci fa sentire bene e ci arricchisce spiritualmente. Il volontariato ci offre l'opportunità di fare una differenza nel mondo e di contribuire alla felicità e al benessere degli altri.

13. Coltiva la tua creatività:

La creatività è un'espressione della nostra essenza umana e ci permette di esplorare nuove idee e possibilità. Coltivare la nostra creatività ci permette di esprimere noi stessi in modi unici e di trovare gioia e soddisfazione nel processo creativo.

14. Impara a perdonare:

Il perdono è un atto di liberazione che ci permette di lasciare andare il dolore e il risentimento del passato. Imparare a perdonare noi stessi e gli altri ci permette di vivere con maggiore leggerezza e libertà.

15. Limita l'esposizione alle notizie negative:

L'eccessiva esposizione alle notizie negative può avere un impatto negativo sulla nostra salute mentale e benessere emotivo. Limitare la nostra esposizione alle notizie tossiche ci permette di mantenere uno stato mentale più positivo e ottimista.

16. Trascorri del tempo nella natura:

La natura ha un potere curativo e rigenerante che può aiutarci a riconnetterci con noi stessi e con il mondo che ci circonda. Trascorrere del tempo all'aria aperta ci rigenera fisicamente, mentalmente ed emotivamente.

17. Stabilisci obiettivi realistici:

Stabilire obiettivi realistici e raggiungibili ci permette di avere una direzione chiara e di lavorare costantemente verso il nostro successo e realizzazione personale.

18. Riduci al minimo il tempo sui social media:

I social media possono essere una fonte di stress e distrazione. Ridurre al minimo il tempo trascorso sui social media ci permette di dedicare più tempo alle interazioni faccia a faccia e alle attività che ci portano gioia e soddisfazione.

19. Nutri il tuo corpo con cibo sano:

Il cibo che mangiamo ha un impatto diretto sulla nostra salute e benessere generale. Nutrire il nostro corpo con cibo sano e bilanciato ci fornisce l'energia e i nutrienti di cui abbiamo bisogno per vivere una vita piena e soddisfacente.

20. Crea una routine di sonno sana:

Il sonno è essenziale per il nostro benessere generale. Creare una routine di sonno sana e riposante ci aiuta a rigenerare il nostro corpo e la nostra mente, garantendo che ci svegliamo ogni giorno sentendoci freschi e riposati.

21. Ridi e goditi il processo di crescita personale:

La vita è un viaggio pieno di alti e bassi, e ridere e godere del processo di crescita personale ci permette di affrontare le sfide con più leggerezza e ottimismo. Celebrare i nostri successi e imparare dai nostri fallimenti ci permette di crescere e progredire lungo il nostro cammino verso una vita di pienezza e soddisfazione.

In questo libro, esploreremo ognuno di questi argomenti in dettaglio, offrendo consigli pratici e esercizi per aiutarti a integrare queste pratiche nella tua vita quotidiana. Che tu stia cercando di trovare più felicità, soddisfazione o semplicemente un senso di equilibrio e armonia, speriamo che questo libro ti ispiri e ti guidi lungo il tuo percorso verso una vita di abbondanza e gioia. Che tu possa vivere ogni giorno con gratitudine, gentilezza e consapevolezza, e trovare la gioia e la soddisfazione che meriti.

INDICE

Capitolo 1 - Coltiva gratitudine ogni giorno, focalizzandoti sulle cose positive nella tua vita.
15

Capitolo 2 - Pratica la gentilezza verso te stesso e gli altri.
27

Capitolo 3 - Cerca di vivere nel presente, anziché preoccuparti del passato o del futuro.
35

Capitolo 4 - Fai attività fisica regolarmente per migliorare il tuo benessere mentale e fisico.
43

Capitolo 5 - Coltiva relazioni significative con amici e familiari.
51

Capitolo 6 - Trova un senso di scopo e significato nella tua vita.
59

Capitolo 7 - Dedica del tempo alle tue passioni e hobby.
67

Capitolo 8 - Sviluppa una mentalità ottimistica e resiliente.
75

Capitolo 9 - Impara a gestire lo stress e le emozioni in modo sano.
85

Capitolo 10 - Pratica la mindfulness o la meditazione per trovare equilibrio interiore.
93

Capitolo 11 - Mantieni un equilibrio sano tra lavoro, svago e riposo.

101

Capitolo 12 - Fai del volontariato o aiuta gli altri in modo altruistico.

109

Capitolo 13 - Coltiva la tua creatività esplorando nuove attività e idee.

117

Capitolo 14 - Impara a perdonare te stesso e gli altri.

125

Capitolo 15 - Limita l'esposizione alle notizie negative o tossiche.

133

Capitolo 16 - Trascorri del tempo nella natura per rigenerare la tua energia.

141

Capitolo 17 - Stabilisci obiettivi realistici e lavora costantemente per raggiungerli.

149

Capitolo 18 - Riduci al minimo il tempo trascorso sui social media e investilo in interazioni faccia a faccia.

157

Capitolo 19 - Nutri il tuo corpo con cibo sano e bilanciato.

165

Capitolo 20 - Crea una routine di sonno sana e riposante per migliorare la tua salute e il tuo benessere generale.

173

Capitolo 21 - Ridi e goditi il processo di crescita personale.

183

Conclusione del libro

191

CAPITOLO 1. Introduzione alla Gratitudine

Definizione e Concetto di Gratitudine:

La gratitudine è un sentimento profondo di riconoscenza e apprezzamento verso qualcosa o qualcuno. È una risposta emotiva che nasce quando riconosciamo il bene ricevuto dalla gentilezza, dalle azioni o dalle esperienze positive nella nostra vita. Questo sentimento implica un'apertura del cuore e una consapevolezza delle benedizioni presenti nella nostra esistenza, indipendentemente dalle circostanze esterne. In altre parole, la gratitudine è la capacità di vedere e riconoscere il buono e il positivo nelle nostre vite, anche quando ci sono difficoltà o sfide.

Origini Filosofiche e Spirituali della Pratica della Gratitudine:

La pratica della gratitudine ha radici antiche nelle tradizioni filosofiche e spirituali di tutto il mondo. In molte culture e religioni, la gratitudine è considerata una virtù fondamentale e una via per la realizzazione spirituale. Ad esempio, nell'antica filosofia greca, i filosofi come Socrate e Platone consideravano la gratitudine come una virtù essenziale per una vita buona e felice. Nel buddismo, la gratitudine è vista come un antidoto alla sofferenza e un modo per coltivare una mente pacifica e amorevole.

Anche nelle tradizioni religiose come il cristianesimo, l'islam e l'ebraismo, la gratitudine è un tema centrale che viene enfatizzato attraverso preghiere, rituali e insegnamenti spirituali.

L'Importanza della Gratitudine nel Contesto della Salute Mentale ed Emotiva:

Numerosi studi scientifici hanno dimostrato i molteplici benefici della pratica della gratitudine per la salute mentale ed emotiva. Le persone che praticano la gratitudine regolarmente tendono ad essere più felici, meno ansiose e depresse, e godono di relazioni interpersonali più soddisfacenti. La gratitudine è stata anche associata a una maggiore resilienza emotiva, una migliore autostima e una maggiore capacità di adattamento alle sfide della vita. Inoltre, la ricerca ha evidenziato i benefici della gratitudine sulla salute fisica, tra cui un sistema immunitario più forte, livelli di pressione sanguigna più bassi e una maggiore longevità.

Benefici della Gratitudine:

Evidenze Scientifiche sui Benefici della Pratica della Gratitudine:

Numerosi studi scientifici hanno evidenziato i molteplici benefici della pratica della gratitudine per la salute e il benessere.

Ad esempio, uno studio condotto presso l'Università della California, Davis, ha dimostrato che le persone che tengono un diario della gratitudine riportano livelli più alti di benessere psicologico e fisico rispetto a coloro che non lo fanno. Altri studi hanno evidenziato i benefici della gratitudine sulla salute mentale, inclusi una maggiore felicità, una riduzione dello stress e dell'ansia, e una migliore qualità del sonno. Inoltre, la gratitudine è stata associata a una serie di benefici fisici, tra cui un sistema immunitario più forte, una pressione sanguigna più bassa e una maggiore longevità.

Impatto della Gratitudine sulla Salute Fisica e Mentale:

La pratica della gratitudine non solo influisce positivamente sulla salute mentale, ma può anche avere benefici per la salute fisica. Ad esempio, uno studio pubblicato sul Journal of Psychosomatic Research ha trovato che le persone che tengono un diario della gratitudine riportano livelli più bassi di infiammazione e un miglioramento della funzione cardiaca rispetto a coloro che non lo fanno.
Altri studi hanno evidenziato i benefici della gratitudine sulla salute fisica, tra cui una maggiore capacità di guarigione, una migliore gestione del dolore e una maggiore longevità.

Come la Gratitudine Migliora la Qualità delle Relazioni Interpersonali:

La pratica della gratitudine può anche migliorare la qualità delle relazioni interpersonali. Quando esprimiamo gratitudine verso gli altri, rafforziamo i legami emotivi e creiamo un clima di fiducia e apprezzamento reciproco. Ad esempio, uno studio condotto presso l'Università della Carolina del Nord ha dimostrato che le coppie che esprimono gratitudine reciproca hanno relazioni più soddisfacenti e durature. Inoltre, la gratitudine può aiutare a risolvere i conflitti e a promuovere una comunicazione aperta e sincera tra le persone.

Pratiche per Coltivare la Gratitudine:

Tenere un Diario della Gratitudine: Metodo e Semplici Suggerimenti per Iniziare:

Tenere un diario della gratitudine è una delle pratiche più comuni per coltivare la gratitudine. Il processo è semplice: ogni giorno, prendi qualche minuto per riflettere su tre cose per cui sei grato e annotale nel tuo diario.
Queste possono essere esperienze, persone, situazioni o qualità personali che ti hanno toccato o arricchito durante la giornata. Ad esempio, potresti essere grato per il sostegno di un amico, per un tramonto spettacolare o per la tua salute e vitalità.

Esprimere Gratitudine Ogni Giorno: Tecniche per Integrare la Gratitudine nella Vita Quotidiana:

Oltre a tenere un diario della gratitudine, è importante integrare la pratica della gratitudine nella tua vita quotidiana. Ciò può includere piccoli gesti come dire "grazie" sinceramente quando qualcuno ti fa un favore, o semplicemente prendersi il tempo per apprezzare le bellezze della natura o il calore delle relazioni interpersonali. Puoi anche praticare la gratitudine attraverso la meditazione o la preghiera, concentrandoti sui tuoi sentimenti di apprezzamento e riconoscimento.

Condividere la Gratitudine con gli Altri: Come Esprimere Apprezzamento e Riconoscimento:

Una delle forme più potenti di gratitudine è l'espressione di apprezzamento e riconoscimento verso gli altri.
Ciò può avvenire attraverso piccoli gesti di gentilezza, come scrivere una nota di ringraziamento, inviare un messaggio di apprezzamento o fare un gesto di gentilezza per mostrare il tuo riconoscimento. Condividere la gratitudine con gli altri non solo rafforza i legami sociali, ma diffonde anche gioia e positività nell'ambiente circostante.

Oltre la Superficie: Approfondimenti sulla Gratitudine:

Gratitudine verso Se Stessi: Accettazione e Apprezzamento delle Proprie Capacità e Risorse:

Oltre ad esprimere gratitudine verso gli altri, è importante praticare l'autocompassione e l'apprezzamento di sé stessi. Ciò significa riconoscere e apprezzare le proprie qualità, capacità e risorse interne. Puoi coltivare la gratitudine verso te stesso attraverso l'autocompassione, la celebrazione delle tue vittorie personali e l'accettazione delle tue imperfezioni.

Gratitudine nelle Sfide: Come Trovare Luce e Apprendimento Anche nei Momenti Difficili:

La gratitudine può essere particolarmente potente durante i momenti difficili. Anche quando affronti sfide o avversità, è possibile trovare qualcosa per cui essere grati. Ad esempio, potresti essere grato per l'opportunità di crescita personale o per il sostegno ricevuto dagli altri durante i momenti difficili. La pratica della gratitudine può aiutarti a trasformare le sfide in opportunità di apprendimento e crescita.

Lavorare con la Gratitudine: Applicazioni della Pratica della Gratitudine in Contesti Professionali e Lavorativi:

La gratitudine può anche essere applicata in contesti professionali e lavorativi. Esprimere gratitudine verso i colleghi e i dipendenti può migliorare il clima lavorativo, aumentare il senso di appartenenza e motivazione, e promuovere una cultura organizzativa basata sull'apprezzamento reciproco. La gratitudine può anche essere un potente strumento di leadership, aiutando i leader a ispirare e motivare i loro team attraverso il riconoscimento e l'apprezzamento del loro lavoro.

Esercizi per Coltivare la Gratitudine:

1. ***Diario della Gratitudine:***
   Prendi un quaderno o crea un documento digitale dedicato al tuo diario della gratitudine. Ogni sera, prima di andare a letto, scrivi almeno tre cose per cui sei grato quel giorno. Sia che si tratti di grandi traguardi o di piccoli momenti di gioia, riconosci e celebra le benedizioni nella tua vita.

2. ***Gratitudine al Risveglio:***
   Al mattino, prima ancora di alzarti dal letto, prendi qualche istante per concentrarti sulla gratitudine.

Rifletti su tre cose per cui sei grato mentre inizi la giornata. Questo semplice esercizio ti aiuterà a iniziare la giornata con un atteggiamento positivo e grato.

3. **_Esplora la Natura con Gratitudine:_**
   Dedica del tempo ogni settimana per esplorare la natura, che sia un breve passeggiata nel parco o un'escursione in montagna. Durante la tua esperienza, pratica la gratitudine osservando la bellezza del mondo naturale che ti circonda. Riconosci e apprezza la maestosità degli alberi, la delicatezza dei fiori e il canto degli uccelli.

4. **_Espressione della Gratitudine verso gli Altri:_**
   Ogni giorno, prenditi il tempo per esprimere gratitudine verso gli altri. Potrebbe essere un semplice "grazie" a un amico o familiare che ti ha aiutato, o un messaggio di ringraziamento a un collega per il loro supporto. Riconoscere il contributo degli altri nella tua vita rafforza i legami e diffonde positività.

5. **_Visualizzazione della Gratitudine:_**
   Pratica la visualizzazione della gratitudine immaginando un momento o un'esperienza passata per cui sei profondamente grato.

Ricorda ogni dettaglio e sensazione associata a quel momento, permettendo alla gratitudine di riempire il tuo cuore e la tua mente.

6. ***Pratica la Gratitudine durante i Pasti:***
   Prima di iniziare un pasto, prenditi un momento per riflettere sulla catena di eventi che ha portato quel cibo sul tuo tavolo. Riconosci il lavoro dei coltivatori, degli agricoltori, dei trasportatori e dei cuochi che hanno reso possibile il tuo pasto. Mangia con consapevolezza e gratitudine per il nutrimento che stai ricevendo.

7. ***Ricorda i Momenti Difficili:***
   Anche durante i momenti difficili, cerca di trovare qualcosa per cui essere grato. Rifletti sulle lezioni apprese, sulle nuove opportunità che si sono presentate o sul sostegno ricevuto da amici e familiari. La gratitudine può essere un faro di luce anche nei momenti bui.

8. ***Pratica la Gratitudine attraverso l'Arte:***
   Esplora la tua creatività esprimendo gratitudine attraverso l'arte. Potresti creare un collage di immagini che rappresentano le cose per cui sei grato, tenere un diario visivo della gratitudine o scrivere una lettera di ringraziamento a te stesso per le tue qualità e successi.

9. *Guarda il Lato Positivo:*
   Sfida te stesso a trovare il lato positivo anche nelle situazioni negative. Quando incontri ostacoli o difficoltà, cerca il silver lining e rifletti su ciò che hai imparato dalla situazione o su come potresti crescere grazie ad essa.

10. *Pratica la Gratitudine prima di Dormire:*
    Prima di andare a dormire, rifletti sulla tua giornata e identifica almeno tre cose per cui sei grato. Questo esercizio ti permetterà di concludere la giornata su una nota positiva e di prepararti per un riposo rigenerante.

Conclusione:

L'Invito a Integrare la Gratitudine nella Propria Vita:

La gratitudine è una pratica semplice ma potente che può portare una serie di benefici tangibili nella nostra vita. L'invito è a integrare la gratitudine nella propria vita quotidiana, prendendo consapevolmente il tempo per riconoscere e apprezzare le benedizioni presenti nella nostra esistenza. Anche durante i momenti difficili, la gratitudine può essere una fonte di forza e resilienza, aiutandoci a trovare luce e apprendimento anche nelle situazioni più oscure.

Il Potenziale Trasformativo della Gratitudine nel Promuovere la Felicità e il Benessere Globale:

Infine, la gratitudine ha il potenziale per trasformare non solo le nostre vite individuali, ma anche il mondo che ci circonda.
Quando praticata su larga scala, può contribuire a creare una cultura di apprezzamento e generosità che promuove la felicità e il benessere globale. La gratitudine ci aiuta a riconoscere la nostra interconnessione con gli altri e con il mondo che ci circonda, e ci spinge a vivere con compassione, generosità e amore.

CAPITOLO 2. Pratica la gentilezza verso te stesso e gli altri

La gentilezza verso se stessi e gli altri rappresenta un aspetto fondamentale della gratitudine e del benessere emotivo. Questa pratica non solo promuove relazioni più sane e significative con gli altri, ma anche una migliore relazione con noi stessi. Approfondiamo ogni parte di questo capitolo per comprendere appieno il suo impatto sulla nostra vita.

Gentilezza verso Se Stessi:

La gentilezza verso se stessi è un atto di auto-comprensione e compassione che può trasformare profondamente la nostra esperienza di vita. Molte persone tendono a essere dure con se stesse, auto-criticandosi e giudicandosi duramente per i propri errori o imperfezioni. Questo atteggiamento critico può danneggiare gravemente la nostra autostima e il nostro benessere emotivo nel lungo periodo.

La gentilezza verso se stessi, invece, ci invita a trattare noi stessi con la stessa gentilezza e compassione che riserviamo agli altri. Questo significa accettare noi stessi con tutte le nostre imperfezioni e fragilità, riconoscendo che siamo esseri umani e che abbiamo il diritto di essere amati e accettati così come siamo.

La pratica della gentilezza verso se stessi può assumere molte forme, dalla parola di conforto al prendersi del tempo per se stessi. Possiamo praticare la gentilezza verso se stessi sviluppando una pratica di auto-comprensione e auto-compassione, dove impariamo a riconoscere i nostri pensieri e sentimenti senza giudizio e ci trattiamo con gentilezza e accettazione. Questo ci permette di sviluppare una relazione più amorevole e compassionevole con noi stessi, promuovendo una maggiore autostima e una migliore salute mentale ed emotiva.

Gentilezza verso Gli Altri:

La gentilezza verso gli altri è un atto di generosità e compassione che può avere un impatto significativo sulla vita degli altri e sulla nostra stessa felicità e soddisfazione. Essere gentili con gli altri significa essere consapevoli delle loro esigenze e sentimenti e cercare attivamente modi per aiutarli e sostenerli. Questo può assumere molte forme, dalla semplice gentilezza quotidiana come un sorriso o un complimento, ai gesti più significativi come il sostegno emotivo o pratico durante i momenti difficili. La pratica della gentilezza verso gli altri può portare a una serie di benefici per la salute mentale ed emotiva.

Numerosi studi hanno dimostrato che fare atti di gentilezza può portare a una maggiore felicità, una riduzione dello stress e un senso di connessione e appartenenza. Inoltre, praticare la gentilezza verso gli altri può promuovere una maggiore prospettiva altruista sulla vita, incoraggiandoci a essere più compassionevoli e generosi con gli altri.

Gentilezza Meditativa:

Una pratica che può aiutare a coltivare la gentilezza verso se stessi e gli altri è la gentilezza meditativa. Questa pratica coinvolge l'uso della mindfulness e della compassione per sviluppare una relazione più amorevole e compassionevole con noi stessi e gli altri. Durante la gentilezza meditativa, ci concentriamo su pensieri e sentimenti di gentilezza e compassione, inviando desideri di felicità e benessere a noi stessi e agli altri. Questo ci aiuta a sviluppare una maggiore consapevolezza e compassione verso noi stessi e gli altri, promuovendo una maggiore pace interiore e benessere emotivo.

Gentilezza Intenzionale:

Un'altra pratica efficace per coltivare la gentilezza verso gli altri è la gentilezza intenzionale.

Questo coinvolge fare attivamente atti di gentilezza verso gli altri ogni giorno, cercando di essere consapevoli delle loro esigenze e sentimenti e cercando modi per aiutarli e sostenerli. Questo può essere fatto attraverso gesti piccoli ma significativi come tenere aperta una porta per qualcuno, fare un complimento sincero o offrire il proprio aiuto a chi ne ha bisogno. Anche se questi gesti possono sembrare insignificanti, possono avere un impatto profondo sulla vita degli altri e sulla nostra stessa felicità e soddisfazione.

Esercizi per Praticare la Gentilezza verso Te Stesso e gli Altri:

1. ***Atto di Gentilezza quotidiani:***
   Impegnati a compiere almeno un atto di gentilezza verso te stesso e uno verso gli altri ogni giorno. Potrebbe essere qualcosa di semplice come fare una passeggiata rilassante, dedicarsi a un hobby che ami o inviare un messaggio di apprezzamento a un amico.

2. ***Pratica l'Auto-Compassione:***
   Dedica del tempo ogni giorno per praticare l'auto-compassione. Quando ti trovi ad affrontare un momento difficile o a fare un errore, trattati con gentilezza e compassione anziché criticarti. Parla a te stesso con parole amorevoli e incoraggianti.

3. **_Esprime Gratitudine verso te stesso:_**
Ogni sera, prima di andare a letto, rifletti su tre cose per cui sei grato di te stesso. Potrebbero essere le tue qualità positive, le tue azioni altruiste o i tuoi successi personali. Riconoscere e apprezzare te stesso ti aiuterà a coltivare l'amore proprio e la gentilezza.

4. **_Pratica l'Ascolto Attivo:_**
Quando sei in compagnia degli altri, pratica l'ascolto attivo. Focalizzati sulla persona che sta parlando, poni domande aperte e rifletti su ciò che ti viene detto senza giudicare. Mostrare gentilezza attraverso l'ascolto può avere un impatto significativo sulle relazioni.

5. **_Offri un Atto di Gentilezza Inaspettato:_**
Scegli una persona nella tua vita e offri loro un atto di gentilezza inaspettato. Potresti preparare una colazione a sorpresa, inviare un biglietto di ringraziamento o offrire il tuo aiuto in un modo che non si aspettano. L'elemento di sorpresa rende questo gesto ancora più significativo.

6. **_Pratica la Gentilezza nel Traffico:_**
Durante il tragitto quotidiano o quando sei in mezzo al traffico, pratica la gentilezza verso gli altri conducenti.

Lascia che qualcuno entri nel traffico davanti a te, fai un segno di ringraziamento quando qualcuno ti lascia passare o semplicemente evita di fare gesti o commenti negativi.

7. *Scrive Lettere di Apprezzamento:*

Prenditi del tempo per scrivere lettere di apprezzamento a persone importanti nella tua vita, sia che si tratti di amici, familiari o colleghi di lavoro. Esprimere gratitudine e gentilezza attraverso le parole scritte può avere un impatto duraturo sulle relazioni.

8. *Meditazione della Gentilezza:*

Pratica una meditazione della gentilezza dedicando del tempo ogni giorno per meditare sui sentimenti di amore e gentilezza verso te stesso e gli altri. Immagina di inviare pensieri di amore e benessere a te stesso, alle persone care e a tutti gli esseri viventi.

9. *Fai del Bene a te Stesso:*

Organizza un giorno di "cura personale" dedicato interamente a te stesso. Puoi prenotare un massaggio rilassante, fare una passeggiata in natura, goderti un bagno caldo o qualsiasi altra attività che ti faccia sentire bene.

10. *Offri un Complimento Sincero:*

Prendi l'abitudine di offrire un complimento sincero a qualcuno ogni giorno. Potrebbe essere qualcosa di semplice come notare un abbigliamento o un acconciatura che ti piace o riconoscere un lavoro ben fatto da parte di un collega. Un semplice complimento può illuminare la giornata di qualcuno.

Conclusione:

In conclusione, la pratica della gentilezza verso se stessi e gli altri è fondamentale per il benessere complessivo. Coltivare una relazione amorevole e compassionevole con noi stessi ci permette di sviluppare una maggiore autostima e fiducia in noi stessi, promuovendo una maggiore resilienza emotiva e un senso di benessere complessivo. Allo stesso modo, praticare la gentilezza verso gli altri ci permette di sviluppare relazioni più profonde e appaganti, promuovendo un senso di connessione e appartenenza e contribuendo alla felicità e al benessere di tutti.

CAPITOLO 3. Vivere nel Presente: Liberarsi dalle Preoccupazioni del Passato e del Futuro

Vivere nel presente è un'abilità preziosa che può portare ad una maggiore pace interiore, soddisfazione e felicità. Troppo spesso ci troviamo intrappolati nei rimpianti del passato o nell'ansia per il futuro, perdendo di vista il momento presente e tutto ciò che ha da offrire. Questo capitolo esplorerà i benefici di vivere nel presente anziché preoccuparsi del passato o del futuro, offrendo strategie pratiche per sviluppare questa abilità.

Comprendere l'Importanza del Presente:

Il presente è l'unica dimensione del tempo in cui possiamo veramente sperimentare la vita. Il passato è solo un ricordo, il futuro è solo un'idea; è solo nel momento presente che possiamo veramente sentire, vedere, odorare, gustare e toccare. Tuttavia, spesso ci ritroviamo a essere trascinati indietro nel passato da rimpianti, sensi di colpa o nostalgia, o catapultati nel futuro da ansie, preoccupazioni o aspettative. Questo ci impedisce di apprezzare il momento presente e di vivere appieno la nostra vita.

Liberarsi dalle Catene del Passato:

Il passato può essere una fonte di grande saggezza e apprendimento, ma può anche diventare una gabbia che ci trattiene e ci impedisce di muoverci avanti. Troppo spesso ci attaccano ai rimpianti del passato, ripetendo mentalmente gli errori passati o rimuginando sulle esperienze dolorose. Questo ci impedisce di lasciar andare il passato e di vivere appieno nel presente. Liberarsi dalle catene del passato richiede consapevolezza e perdono. Bisogna essere consapevoli dei pensieri e delle emozioni legate al passato, accettarli e poi lasciarli andare. Il perdono è una chiave importante per questo processo, poiché ci consente di liberare il peso delle esperienze passate e di aprire il cuore al presente.

Abbracciare l'Incertezza del Futuro:

Il futuro è un'incognita, eppure spesso ci troviamo a preoccuparci eccessivamente di ciò che potrebbe accadere. L'ansia per il futuro può impedirci di goderci il presente e di affrontare con serenità le sfide che ci attendono. Abbracciare l'incertezza del futuro significa accettare che non possiamo controllare tutto ciò che accade nella vita e che non possiamo prevedere il futuro. Ciò non significa essere passivi o fatalisti, ma piuttosto adottare una prospettiva di fiducia e accettazione nei confronti dell'incertezza.

Questo ci permette di vivere nel presente con maggiore serenità e fiducia nel futuro.

Praticare la Consapevolezza nel Momento Presente:

La consapevolezza è la chiave per vivere nel presente. Essere consapevoli significa essere pienamente presenti nel momento attuale, senza giudizio o analisi. Ci permette di sperimentare la vita con una maggiore chiarezza e intensità, apprezzando appieno ogni momento. La pratica della consapevolezza può assumere molte forme, dalle pratiche meditative come la meditazione mindfulness, alla consapevolezza del respiro o del movimento. Anche le attività quotidiane possono diventare occasioni per praticare la consapevolezza, come mangiare, camminare o lavarsi i denti.

Accettare e Apprezzare il Momento Presente:

Accettare e apprezzare il momento presente è una parte essenziale di vivere nel presente. Ciò significa essere grati per tutto ciò che abbiamo nella nostra vita, anche le piccole cose che spesso diamo per scontate. Essere grati per il sole che splende, l'aria che respiriamo, il cibo che mangiamo e le persone che amiamo.

Significa anche essere presenti e consapevoli durante le attività quotidiane, apprezzando il momento presente senza proiettarci nel passato o nel futuro. Quando accettiamo e apprezziamo il momento presente, troviamo una profonda pace interiore e soddisfazione nella vita.

Esercizi per Vivere nel Presente e Liberarsi dalle Preoccupazioni del Passato e del Futuro:

1. ***Respiro Consapevole:***
   Dedica 5-10 minuti ogni giorno alla pratica della respirazione consapevole. Siediti in modo confortevole, chiudi gli occhi e concentra la tua attenzione sul respiro. Nota il movimento del respiro nel corpo senza giudizio. Quando la mente inizia a vagare verso il passato o il futuro, riporta gentilmente l'attenzione al respiro.

2. ***Scrittura di Pensieri:***
   Prima di andare a letto, prendi qualche minuto per scrivere i tuoi pensieri e preoccupazioni su un foglio di carta. Dopo averli scritti, piega il foglio e mettilo via in un cassetto.
   Questo simbolico atto ti aiuta a "mettere da parte" i tuoi pensieri, permettendoti di rilassarti e di dormire più tranquillamente.

3. **_Passeggiata Consapevole:_**
Durante una passeggiata, pratica la consapevolezza del presente. Focalizza la tua attenzione sui suoni che ti circondano, sulle sensazioni fisiche mentre cammini e sugli odori nell'aria. Rimani presente nel momento, lasciando che le preoccupazioni del passato e del futuro svaniscano.

4. **_Pratica del "Noting":_**
Quando ti rendi conto di essere preso dai pensieri sul passato o sul futuro, pratica il "noting". Identifica il tipo di pensiero che hai (ad esempio, "preoccupazione", "ricordo") e poi torna al momento presente. Questo ti aiuta a distanziarti dai pensieri e a ritornare alla consapevolezza presente.

5. **_Momento della Consapevolezza:_**
Dedica alcuni minuti ogni ora a un momento di consapevolezza. Metti una sveglia o un promemoria sul telefono per ricordarti di fare una pausa e notare ciò che ti circonda.
Focalizza la tua attenzione sui dettagli del momento presente, come il suono della tua respirazione o la sensazione del contatto con la sedia su cui sei seduto.

6. **_Gratitudine nel Presente:_**
Ogni volta che ti trovi a preoccuparti del futuro o a rimuginare sul passato, sposta la tua attenzione sul presente e cerca di identificare qualcosa per cui essere grato in quel momento. Potrebbe essere qualcosa di semplice come il calore del sole sul viso o il sorriso di un amico.

7. **_Mindfulness durante i Pasti:_**
Pratica la mindfulness mentre mangi. Focalizza la tua attenzione sulle sensazioni, i sapori e le consistenze del cibo che stai mangiando. Lascia che il pasto diventi un'opportunità per essere pienamente presente e goderti il momento.

8. **_Riflessione sui Sensi:_**
Dedica del tempo a riflettere sui tuoi sensi. Chiudi gli occhi e rifletti su ciò che puoi sentire, odore e percepire. Nota i dettagli che di solito passano inosservati nella tua routine quotidiana. Questo esercizio ti aiuta a riconnetterti con il momento presente e ad apprezzare le piccole gioie della vita.

9. **_Attività senza Distrazioni:_**
Scegli un'attività quotidiana e impegnati a farla senza distrazioni.

Potrebbe essere cucinare, fare la doccia o fare il bucato. Metti da parte il telefono e gli altri dispositivi e concentra tutta la tua attenzione sull'attività che stai svolgendo, vivendo pienamente il momento presente.

10. ***Pratica della Meditazione del Corpo:***
Dedica del tempo alla meditazione del corpo, focalizzandoti sulle sensazioni fisiche e sulle sensazioni nel momento presente. Inizia dai piedi e risali lentamente verso la testa, notando ogni sensazione e imparando a essere completamente presente nel tuo corpo.

Conclusione:

In conclusione, vivere nel presente anziché preoccuparsi del passato o del futuro è una scelta consapevole che porta a una maggiore felicità e benessere. Liberarsi dalle catene del passato e abbracciare l'incertezza del futuro ci permette di vivere nel momento presente con una maggiore serenità e consapevolezza. Praticare la consapevolezza nel momento presente e accettare e apprezzare ciò che abbiamo nella nostra vita sono chiavi per vivere una vita piena e appagante.

CAPITOLO 4. Fai Attività Fisica Regolarmente: Il Legame tra Movimento e Benessere

L'importanza dell'attività fisica regolare per il benessere mentale e fisico è ampiamente riconosciuta dalla comunità medica e scientifica. Questo capitolo esplorerà approfonditamente il rapporto tra movimento e benessere, fornendo consigli pratici e motivazionali per incorporare l'attività fisica nella vita quotidiana.

Benefici Mentali dell'Attività Fisica:

L'attività fisica non è solo un modo per mantenere il corpo in forma, ma è anche cruciale per promuovere la salute mentale. Numerosi studi hanno dimostrato che l'esercizio regolare può ridurre lo stress, l'ansia e la depressione, migliorare l'umore e promuovere una maggiore resilienza emotiva. L'esercizio fisico aumenta la produzione di endorfine, sostanze chimiche nel cervello che agiscono come analgesici naturali e antidepressivi, creando una sensazione di benessere e felicità conosciuta comunemente come "runner's high". Inoltre, l'attività fisica può migliorare la qualità del sonno, aumentare l'autostima e la fiducia in sé stessi e favorire una maggiore chiarezza mentale e concentrazione.

Benefici Fisici dell'Attività Fisica:

Oltre ai benefici mentali, l'attività fisica regolare porta anche numerosi vantaggi per la salute fisica. L'esercizio fisico aiuta a mantenere un peso corporeo sano, riduce il rischio di malattie croniche come il diabete di tipo 2, le malattie cardiache e il cancro, e migliora la salute cardiovascolare, polmonare e muscolare. L'esercizio fisico può anche aumentare l'energia e la resistenza fisica, migliorare la funzione immunitaria e favorire una migliore qualità della vita generale. Inoltre, l'attività fisica regolare può aiutare a prevenire e gestire una serie di condizioni di salute mentale, tra cui l'ansia, la depressione e il disturbo da stress post-traumatico.

Strategie per Integrare l'Attività Fisica nella Vita Quotidiana:

Incorporare l'attività fisica nella vita quotidiana può sembrare una sfida, ma ci sono molte strategie pratiche che possono rendere questo obiettivo più realizzabile. Una delle migliori strategie è scegliere attività che ti piacciono e che ti entusiasmano. Se ti diverti durante l'esercizio, è più probabile che lo continuerai nel tempo. Prova diverse attività fino a trovare quella che ti piace di più, che sia camminare, correre, fare yoga, nuotare, ballare o praticare uno sport di squadra.

Inoltre, cerca di incorporare l'attività fisica nella tua routine quotidiana, trovando modi per muoverti di più durante il giorno. Questo potrebbe includere parcheggiare più lontano dal lavoro o dai negozi, prendere le scale invece dell'ascensore, fare pause attive durante la giornata lavorativa o fare una passeggiata dopo cena. Anche piccoli cambiamenti nella tua routine quotidiana possono fare una grande differenza nel tuo livello complessivo di attività fisica.

Sovraccarico e Variazione dell'Esercizio:

Per massimizzare i benefici dell'attività fisica, è importante incorporare il sovraccarico e la variazione nell'esercizio. Il sovraccarico coinvolge l'aumento gradualmente dell'intensità o della durata dell'esercizio per stimolare costantemente il corpo e ottenere progressi. Questo potrebbe significare aumentare gradualmente la velocità o la distanza durante la corsa, aumentare il peso durante l'allenamento con i pesi o provare nuove pose o sequenze più avanzate durante lo yoga. La variazione dell'esercizio è altrettanto importante, poiché aiuta a prevenire la noia e l'adattamento, stimolando costantemente il corpo in modi nuovi e diversi. Prova a mescolare diversi tipi di esercizio nella tua routine settimanale per mantenere il tuo allenamento fresco e coinvolgente.

Sfide e Risorse per Mantenere la Motivazione:

Anche se l'attività fisica porta numerosi benefici, può essere difficile mantenere la motivazione nel lungo periodo. È normale avere alti e bassi nella tua motivazione per l'esercizio, ma ci sono molte risorse e strategie che possono aiutarti a rimanere sulla buona strada. Trova un partner di allenamento o un gruppo di supporto che ti tenga responsabile e ti dia incoraggiamento durante i momenti difficili. Imposta obiettivi realistici e misurabili per tenerti motivato e monitorare i tuoi progressi nel tempo. E ricorda di celebrare ogni piccolo successo lungo il percorso, riconoscendo e apprezzando i tuoi sforzi e le tue conquiste.

Esercizi per Integrare l'Attività Fisica nella Tua Routine e Migliorare il Benessere:

1. *Camminata Mattutina:*
   Dedica 20-30 minuti ogni mattina a una camminata all'aria aperta. Respira profondamente e osserva l'ambiente circostante mentre ti muovi. Questo esercizio non solo ti aiuta a iniziare la giornata con energia, ma migliora anche il tuo umore e la tua concentrazione.

2. *Routine di Stretching:*
   Pratica una breve routine di stretching ogni mattina o sera.

Dedica 10-15 minuti a distendere i muscoli principali del tuo corpo, concentrandoti sulla respirazione e sulla consapevolezza del movimento. Lo stretching aiuta a migliorare la flessibilità e a ridurre la tensione muscolare.

3. ***Allenamento a Intervalli ad Alta Intensità (HIIT):***
   Dedica 20-30 minuti, tre volte a settimana, a un allenamento HIIT. Questo tipo di allenamento combina brevi esplosioni di esercizio ad alta intensità con periodi di recupero attivo. Gli allenamenti HIIT sono efficaci nel bruciare calorie, migliorare la resistenza e stimolare il metabolismo.

4. ***Yoga o Pilates:***
   Partecipa a una classe di yoga o pilates una o due volte a settimana. Queste discipline offrono una combinazione di esercizi di rafforzamento, stretching e respirazione consapevole. Sono ottimi per migliorare l'equilibrio, la flessibilità e la stabilità muscolare.

5. ***Nuoto o Ciclismo:***
   Dedica del tempo ogni settimana all'attività aerobica, come nuoto o ciclismo.

Nuotare o pedalare sono opzioni a basso impatto che allenano tutto il corpo e migliorano la resistenza cardiovascolare. Scegli un giorno della settimana dedicato a queste attività e goditi il movimento nell'acqua o all'aria aperta.

6. ***Escursione in Natura:***
Organizza un'escursione in natura durante il fine settimana. Trova un sentiero vicino a te e passa qualche ora immerso nella bellezza naturale circostante. Camminare in natura non solo offre benefici fisici, ma anche mentali ed emotivi, aiutandoti a rilassarti e a rigenerarti.

7. **Attività Ricreativa:**
Scegli un'attività ricreativa che ti piace e impegnati a praticarla regolarmente. Potrebbe essere danza, arrampicata, arti marziali o qualsiasi altra attività che ti diverte. L'importante è trovare qualcosa che ti appassioni e che ti faccia muovere il corpo con gioia.

8. ***Giardinaggio o Lavori Domestici Attivi:***
Dedica del tempo ogni settimana a lavori domestici attivi o al giardinaggio. Pulire la casa, fare il giardinaggio o fare lavori all'aperto sono tutte attività che coinvolgono il movimento e ti permettono di bruciare calorie mentre ti occupi delle tue responsabilità quotidiane.

9. ***Sfida Personale:***
   Impostati delle sfide personali per incoraggiare te stesso a fare più attività fisica. Potresti impegnarti a fare un certo numero di passi al giorno, a correre una certa distanza entro la fine del mese o a completare un certo numero di lezioni di fitness online.

10. ***Allenamento con i Pesi:***
    Integra gli esercizi di sollevamento pesi nella tua routine di allenamento. Anche se non hai accesso a una palestra, puoi utilizzare pesi liberi o eseguire esercizi di bodyweight come flessioni, squat e affondi per rafforzare i muscoli e migliorare la resistenza.

Conclusione:

In conclusione, l'attività fisica regolare è fondamentale per promuovere il benessere mentale e fisico. Incorporare l'attività fisica nella tua vita quotidiana non solo migliora la tua salute fisica, ma anche il tuo umore, la tua energia e la tua qualità della vita complessiva. Seguendo strategie pratiche e mantenendo la motivazione nel lungo periodo, puoi godere dei numerosi benefici dell'attività fisica e vivere una vita più felice, sana e appagante.

CAPITOLO 5. Coltivare Relazioni Significative: Il Potere delle Connessioni Interpersonali

Le relazioni significative con amici e familiari svolgono un ruolo cruciale nel promuovere il benessere emotivo e psicologico di un individuo. Questo capitolo esplorerà dettagliatamente l'importanza di coltivare tali relazioni, fornendo consigli pratici su come nutrire e mantenere connessioni interpersonali significative.

Benefici delle Relazioni Significative:

Le relazioni significative offrono una miriade di benefici per la salute mentale e il benessere complessivo. Essi forniscono un sostegno emotivo e pratico durante i momenti di difficoltà, promuovono un senso di appartenenza e connessione, e contribuiscono alla felicità e alla soddisfazione nella vita. Numerosi studi hanno dimostrato che le persone con relazioni sociali forti tendono ad avere una migliore salute mentale, una maggiore resilienza emotiva e una maggiore aspettativa di vita rispetto a coloro che sono socialmente isolati.

Investire Tempo e Impegno nelle Relazioni:

Coltivare relazioni significative richiede tempo, impegno e attenzione.
È importante investire attivamente nelle nostre relazioni, dedicando tempo e risorse alle persone che ci sono care. Questo potrebbe significare pianificare regolarmente incontri faccia a faccia con amici o familiari, fare atti di gentilezza e generosità per mostrare il nostro apprezzamento per gli altri, e ascoltare attentamente quando gli altri condividono le loro esperienze e sentimenti. Investire nelle nostre relazioni ci permette di costruire connessioni più profonde e significative con gli altri, creando una rete di sostegno emotivo e pratico che ci aiuta a navigare attraverso i alti e bassi della vita.

Comunicazione Efficace e Empatia:

La comunicazione efficace e l'empatia sono fondamentali per costruire e mantenere relazioni significative. Questo significa essere aperti e onesti nei confronti degli altri, comunicando chiaramente i nostri bisogni, desideri e sentimenti, e ascoltando attentamente quando gli altri condividono i loro. La pratica dell'empatia ci permette di metterci nei panni degli altri e di comprendere le loro prospettive e sentimenti, promuovendo una maggiore comprensione e connessione reciproca.

L'empatia ci aiuta anche a risolvere i conflitti in modo costruttivo, cercando di trovare soluzioni che soddisfino entrambe le parti e promuovano il rispetto e la comprensione reciproca.

Trascorrere Momenti di Qualità Insieme:

Trascorrere momenti di qualità insieme è fondamentale per mantenere relazioni significative. Questo potrebbe significare pianificare attività divertenti e significative da fare insieme, come una cena con amici, una passeggiata nella natura o una serata di giochi in famiglia. Anche piccoli gesti di affetto e attenzione possono fare una grande differenza nel rafforzare i legami con gli altri, come mandare un messaggio di testo gentile o inviare una cartolina di ringraziamento. Trascorrere tempo di qualità insieme ci permette di rafforzare i legami emotivi con gli altri, creando ricordi condivisi e un senso di appartenenza e connessione reciproca.

Affrontare i Conflitti e le Difficoltà:

Anche nelle relazioni più solide, ci saranno conflitti e difficoltà da affrontare. Tuttavia, è importante affrontare queste sfide in modo costruttivo, cercando di risolvere i problemi in modo collaborativo e rispettoso. Ciò potrebbe significare praticare la comunicazione non violenta, ascoltando attivamente le preoccupazioni degli altri e cercando di trovare soluzioni che soddisfino entrambe le parti.

Affrontare i conflitti in modo costruttivo ci permette di rafforzare i legami con gli altri, promuovendo una maggiore fiducia e intimità nelle nostre relazioni.

Esercizi per Coltivare Relazioni Significative:

1. *Ascolto Attivo:*
   Pratica l'ascolto attivo quando sei con gli altri. Focalizza la tua attenzione su ciò che dicono senza interruzioni o giudizi. Ripeti ciò che hanno detto per dimostrare comprensione e interesse.

2. *Conversazioni Profonde:*
   Fai un impegno per avere conversazioni profonde con le persone a te care. Parla dei tuoi sogni, paure, obiettivi e desideri. Condividere esperienze personali crea un legame più profondo e significativo.

3. *Tempo di Qualità:*
   Dedica del tempo di qualità alle persone importanti nella tua vita. Pianifica attività che vi permettano di connettervi senza distrazioni, come una cena casalinga, una passeggiata nel parco o un'escursione.

4. *Gestione dei Conflitti:*
   Impara a gestire i conflitti in modo sano e rispettoso. Pratica l'empatia e il compromesso, e sforzati di risolvere i problemi senza danneggiare il rapporto.

5. ***Gesti di Gentilezza:***
Mostra gentilezza e apprezzamento verso le persone a te care con piccoli gesti. Potrebbe essere un semplice messaggio di testo di incoraggiamento, una lettera di ringraziamento scritta a mano o un piccolo regalo pensato.

6. ***Essere Presenti:***
Sii presente quando sei con gli altri anziché distratto dal telefono o da altre preoccupazioni. Metti da parte il telefono e dedica tempo e attenzione piena alla persona con cui sei.

7. ***Accettazione e Supporto:***
Accetta gli altri per ciò che sono e offri loro il tuo sostegno in ogni momento. Sii presente durante i momenti difficili e celebra i successi insieme.

8. ***Imparare Qualcosa di Nuovo Insieme:***
Trova attività che potete fare insieme per imparare e crescere come coppia o gruppo. Potrebbe essere una lezione di cucina, un corso di yoga o un viaggio in un posto nuovo.

9. ***Condividere Interessi Comuni:***
Trova interessi comuni e dedica del tempo a coltivarli insieme. Che si tratti di sport, hobby, arte o musica, condividere passioni crea un legame più profondo.

10. **Esprimere Apprezzamento:**
Esprimi regolarmente apprezzamento e gratitudine verso le persone importanti nella tua vita. Dì loro quanto sono importanti per te e quanto apprezzi ciò che fanno.

11. **Ricordi Condivisi:**
Dedica del tempo a creare ricordi condivisi. Pianifica attività divertenti e memorabili che potete fare insieme, come viaggiare, fare escursioni o partecipare a eventi speciali.

12. **Chiedere e Offrire Aiuto:**
Sii disposto a chiedere aiuto quando ne hai bisogno e offri il tuo aiuto agli altri quando possono averne bisogno.
Questo dimostra fiducia e solidarietà nelle relazioni.

13. **Riflettere insieme:**
Dedica del tempo a riflettere sulle vostre relazioni e su come potete migliorarle. Parlate apertamente dei vostri sentimenti, delle vostre esigenze e delle vostre aspettative reciproche.

14. **Fare Volontariato Insieme:**
Coinvolgetevi in attività di volontariato o iniziative di beneficenza insieme.

Lavorare verso un obiettivo comune vi permette di connettervi su un livello più profondo e significativo.

Conclusione:

In conclusione, coltivare relazioni significative con amici e familiari è fondamentale per il benessere emotivo e psicologico di un individuo. Investire tempo e impegno nelle nostre relazioni, comunicare efficacemente e praticare l'empatia, trascorrere momenti di qualità insieme e affrontare i conflitti in modo costruttivo sono tutti modi efficaci per nutrire e mantenere connessioni interpersonali significative.
In un mondo sempre più connesso digitalmente, è importante non dimenticare il potere delle relazioni umane e l'importanza di coltivare connessioni autentiche e significative con gli altri.

CAPITOLO 6. Trova un Senso di Scopo e Significato: Il Cuore del Benessere e della Realizzazione Personale

Trova un senso di scopo e significato nella tua vita è un elemento fondamentale per il benessere emotivo, psicologico e spirituale di un individuo. Questo capitolo esplorerà approfonditamente l'importanza di trovare un senso di scopo e significato, fornendo consigli pratici su come identificare e coltivare questo aspetto fondamentale della vita.

Importanza del Senso di Scopo e Significato:

Il senso di scopo e significato nella vita è una forza motrice che ci spinge avanti, ci dà un motivo per svegliarci al mattino e ci aiuta a superare le sfide e le difficoltà che incontriamo lungo il percorso. Avere un senso di scopo e significato ci dà un senso di direzione e di significato, ci aiuta a dare un senso alla nostra esistenza e a trovare un equilibrio tra le sfide e le gioie della vita. Numerosi studi hanno dimostrato che le persone con un forte senso di scopo e significato tendono ad avere una migliore salute mentale, una maggiore resilienza emotiva e una maggiore soddisfazione nella vita rispetto a coloro che non lo fanno.

Identifica i Tuoi Valori e Interessi:

Il primo passo per trovare un senso di scopo e significato nella vita è identificare i tuoi valori e interessi. Chiediti cosa ti appassiona e cosa ti fa sentire vivo e ispirato. Rifletti sui momenti della tua vita in cui ti sei sentito più pieno e soddisfatto, e cerca di capire quali valori e interessi erano coinvolti in quei momenti. Potrebbero essere interessi come la creatività, la compassione, la crescita personale o il contributo alla comunità. Identificare i tuoi valori e interessi ti aiuta a stabilire una bussola interna che guida le tue decisioni e azioni, aiutandoti a vivere in linea con ciò che è veramente importante per te.

Crea una Visione Personale:

Una volta identificati i tuoi valori e interessi, puoi creare una visione personale per la tua vita basata su di essi. Immagina come vorresti che fosse la tua vita ideale, basata sui tuoi valori e interessi più profondi. Chiediti quali obiettivi vorresti raggiungere e quale impatto vorresti avere nel mondo. Questa visione personale ti darà un quadro chiaro di ciò che cerchi nella vita e ti darà un senso di direzione e scopo.

Sfrutta i Tuoi Talenti e Passioni:

Trova modi per sfruttare i tuoi talenti e passioni per creare un senso di scopo e significato nella tua vita.

Chiediti quali sono le tue abilità uniche e come puoi usarle per fare la differenza nel mondo. Cerca di combinare i tuoi talenti e passioni con i tuoi valori e interessi per trovare modi significativi per contribuire alla tua comunità e al mondo circostante. Quando usi i tuoi talenti e passioni per un bene più grande, ti senti realizzato e appagato, creando un senso di scopo e significato nella tua vita.

Trova Modi per Contribuire e Servire Gli Altri:

Una delle migliori vie per trovare un senso di scopo e significato nella vita è trovare modi per contribuire e servire gli altri. La ricerca ha dimostrato che fare del bene agli altri non solo porta benefici a chi riceve, ma anche a chi dona. Cerca modi per fare del bene alla tua comunità e al mondo circostante, che sia attraverso il volontariato, il mentoring, la donazione o qualsiasi altra forma di servizio. Trovare modi per contribuire e servire gli altri ti aiuta a vedere il tuo posto nel mondo e il valore che porti, creando un senso di scopo e significato nella tua vita.

Crea Obiettivi Significativi e Sostenibili:

Infine, crea obiettivi significativi e sostenibili che ti aiutino a perseguire il tuo senso di scopo e significato nella vita.

Chiediti quali obiettivi ti avvicinerebbero di più alla realizzazione della tua visione personale e come puoi raggiungerli in modo sostenibile nel tempo. Fissa obiettivi che siano sfidanti ma realizzabili, e sii flessibile nel tuo approccio mentre lavori per raggiungerli. Quando hai obiettivi significativi da perseguire, ti senti motivato e ispirato, creando un senso di scopo e significato nella tua vita.

Esercizi per Trovare un Senso di Scopo e Significato:

1. *Riflessione Personale:*
   Dedica del tempo a riflettere su ciò che ti appassiona, cosa ti motiva e quali sono i tuoi valori fondamentali. Scrivi le tue riflessioni in un diario e cerca i temi ricorrenti che possono indicare il tuo senso di scopo.

2. *Identificazione dei Talenti:*
   Fai un inventario dei tuoi talenti, abilità e passioni.
   Chiedi anche ai tuoi amici e familiari quali ritengono siano le tue qualità distintive. Identificare i tuoi punti di forza può aiutarti a trovare un senso di scopo basato su ciò che fai meglio.

3. *Definizione di Obiettivi Significativi:*
   Stabilisci obiettivi che siano significativi per te e che rispecchino i tuoi valori e interessi.

Chiediti cosa vorresti raggiungere nella vita e come potresti contribuire al benessere degli altri o della società nel suo complesso.

4. **_Volontariato e Lavoro di Beneficenza:_**
Coinvolgiti in attività di volontariato o lotta per cause in cui credi. Il volontariato può offrirti un senso di scopo e significato attraverso il servizio agli altri e il contributo alla comunità.

5. **_Aiuto agli Altri:_**
Cerca modi per aiutare gli altri nella tua vita quotidiana. Anche piccoli gesti di gentilezza e generosità possono avere un impatto significativo sul senso di scopo personale.

6. **_Esplorazione di Nuovi Interessi:_**
Sii aperto a sperimentare nuove attività, hobby o carriere che potrebbero risuonare con il tuo senso di scopo. Esplorare nuovi interessi può aiutarti a scoprire nuove passioni e fonti di significato nella tua vita.

7. **_Connessione con la Natura:_**
Trascorri del tempo nella natura e rifletti sul suo impatto sulla tua vita e sul senso di meraviglia e connessione che può suscitare.

Trova modi per proteggere e preservare l'ambiente, contribuendo così al benessere del pianeta e alla tua stessa realizzazione personale.

8. **Apprendimento Continuo:**
Investi nel tuo sviluppo personale e professionale attraverso l'apprendimento continuo. Partecipa a corsi, seminari o leggi libri che ti ispirano e ti aiutano a crescere come individuo.

9. **Meditazione e Riflessione:**
Pratica la meditazione e la riflessione per esplorare il significato più profondo della tua vita e connetterti con il tuo sé interiore. La meditazione può aiutarti a trovare la chiarezza mentale e la serenità necessarie per identificare il tuo senso di scopo.

10. **Condivisione di Esperienze e Idee:**
Condividi le tue esperienze, idee e scoperte con gli altri. Partecipare a discussioni significative e condividere le tue prospettive può aiutarti a articolare meglio il tuo senso di scopo e connetterti con persone che condividono i tuoi valori.

Conclusione:

In conclusione, trovare un senso di scopo e significato nella vita è fondamentale per il benessere e la realizzazione personale.

Identificare i tuoi valori e interessi, creare una visione personale, sfruttare i tuoi talenti e passioni, contribuire e servire gli altri e creare obiettivi significativi sono tutte strategie efficaci per coltivare un senso di scopo e significato nella tua vita. Quando vivi in linea con ciò che è veramente importante per te, ti senti più pieno, soddisfatto e realizzato, creando una vita che ha un significato duraturo e profondo.

CAPITOLO 7. Dedica del Tempo alle Tue Passioni e Hobby: Nutrire l'Anima attraverso l'Espressione Creativa

Dedicare del tempo alle tue passioni e hobby è un aspetto essenziale per il benessere emotivo e il senso di realizzazione personale. Questo capitolo esplorerà dettagliatamente l'importanza di nutrire le tue passioni e hobby, fornendo consigli pratici su come farlo in modo efficace e gratificante.

Benefici di Coltivare Passioni e Hobby:

Coltivare passioni e hobby offre una vasta gamma di benefici per il benessere emotivo, mentale e fisico. Queste attività ci permettono di esprimere creatività, esplorare nuove sfide e sviluppare competenze uniche. Inoltre, dedicarsi alle passioni e agli hobby ci offre un'opportunità di distacco dallo stress quotidiano, favorendo il rilassamento e il benessere. Inoltre, praticare le nostre passioni può aumentare la fiducia in sé stessi e la soddisfazione personale, portando un senso di realizzazione e gioia.

Identificare le Tue Passioni e Hobby:

Il primo passo per dedicare del tempo alle tue passioni e hobby è identificare quali sono.

Rifletti su ciò che ti appassiona veramente e su cosa ti fa sentire più vivo ed entusiasta. Queste attività possono includere qualsiasi cosa, dalle arti creative come la pittura, la scrittura o la musica, alle attività fisiche come lo sport, il fitness o l'escursionismo, alle attività manuali come il giardinaggio o la cucina. Anche esplorare nuove attività può aiutarti a scoprire nuove passioni e hobby che potresti non aver mai considerato prima.

Pianifica del Tempo per le Tue Passioni:

Una volta identificate le tue passioni e hobby, è importante pianificare del tempo per dedicarti a esse nella tua routine quotidiana. Trova momenti nella tua giornata o nella tua settimana in cui puoi ritagliarti del tempo libero per praticare le tue attività preferite. Potresti voler stabilire un programma regolare per dedicarti alle tue passioni, o semplicemente trovare spazi liberi nella tua agenda per fare ciò che ti piace. Fissare degli appuntamenti con te stesso per praticare le tue passioni ti aiuta a dare la giusta priorità a queste attività e a garantire che facciano parte integrante della tua vita.

Sperimenta Nuove Esperienze e Sfide:

Anche se è importante coltivare le tue passioni e hobby esistenti, non aver paura di sperimentare nuove esperienze e sfide.

Esplorare nuove attività può portare nuove opportunità di crescita personale e di scoperta. Sfida te stesso ad uscire dalla tua zona di comfort e ad esplorare nuove passioni e interessi. Questo può portare a nuove passioni che non avresti mai immaginato e arricchire la tua vita in modi imprevedibili.

Condividi le Tue Passioni con Altri:

Condividere le tue passioni e hobby con gli altri può aumentare il piacere e la soddisfazione che provi da queste attività. Trova comunità o gruppi di persone che condividono le tue stesse passioni e hobby, sia online che offline. Condividere le tue esperienze con gli altri ti offre un'opportunità per connetterti con persone che condividono i tuoi interessi e per imparare da loro. Inoltre, potresti trovare ispirazione e motivazione da parte di altri che condividono la tua passione.

Equilibra le Tue Passioni con le Tue Responsabilità:

Anche se è importante dedicare del tempo alle tue passioni e hobby, è altrettanto importante trovare un equilibrio con le tue responsabilità e gli altri impegni nella vita.

Assicurati di trovare un equilibrio sano tra il lavoro, la famiglia, gli amici e le tue attività ricreative. Trova modi per integrare le tue passioni nella tua vita quotidiana, piuttosto che vederle come un'aggiunta alla tua routine. Quando trovi un equilibrio sano tra le tue passioni e le altre responsabilità nella vita, sarai in grado di godere appieno di entrambi senza sentirsi sopraffatto o stressato.

Esercizi per Dedicare del Tempo alle Tue Passioni e Hobby:

1. *Identificazione delle Passioni:*
   Prenditi del tempo per riflettere sulle attività che ti appassionano di più. Scrivi una lista delle tue passioni e interessi, sia quelli che già coltivi che quelli che vorresti esplorare.

2. *Pianificazione Settimanale:*
   Dedica una serata a settimana alla pratica delle tue passioni e hobby.
   Pianifica il tuo tempo in modo che possa essere riservato per queste attività, proprio come faresti con qualsiasi altro impegno.

3. *Sperimentazione:*
   Sii aperto a sperimentare nuove attività e hobby. Iscriviti a una lezione o a un workshop che ti interessi, anche se non sei sicuro di essere bravo in quel campo.

L'importante è esplorare e divertirti nel processo.

4. ***Creazione di uno Spazio Creativo:***
   Dedica uno spazio nella tua casa alla pratica delle tue passioni. Che si tratti di un angolo per la pittura, una stanza per la musica o un tavolo per il lavoro, crea un luogo dove puoi esprimere liberamente la tua creatività.

5. ***Sessioni Creative Pianificate:***
   Programma sessioni creative regolari nel tuo calendario. Imposta un timer per un'ora o due e dedicati completamente alla tua passione o hobby. Senza distrazioni esterne, lasciati trasportare dalla tua creatività.

6. ***Collaborazioni Creative:***
   Cerca altre persone con cui condividere le tue passioni e hobby. Organizza sessioni creative con amici o partecipa a gruppi o club locali che si occupano delle tue attività preferite. La condivisione di esperienze può essere fonte di ispirazione e motivazione reciproca.

7. ***Documentazione del Processo:***
   Tieni un diario o un quaderno in cui registrare i tuoi pensieri, le tue idee e i tuoi progressi nelle tue attività creative.

Documentare il tuo percorso ti aiuta a rivedere il tuo lavoro e a vedere quanto sei cresciuto nel tempo.

8. **_Esplorazione di Nuove Tecniche:_**
Dedica del tempo a imparare nuove tecniche o abilità legate alle tue passioni e hobby. Guarda tutorial online, leggi libri o partecipa a corsi per ampliare le tue conoscenze e sviluppare le tue capacità creative.

9. **_Giornate Creative Fuori Casa:_**
Pianifica delle giornate dedicate interamente alle tue passioni al di fuori di casa. Visita musei, gallerie d'arte, concerti o eventi artistici che possano ispirarti e arricchire la tua pratica creativa.

10. **_Celebrazione dei Successi:_**
Celebra i tuoi successi e i progressi che fai nelle tue attività creative. Riconosci il valore del tuo lavoro e prenditi il tempo per apprezzare quanto sei cresciuto e migliorato nel perseguire le tue passioni e hobby.

Conclusione:

In conclusione, dedicare del tempo alle tue passioni e hobby è essenziale per il benessere e la realizzazione personale.

Identificare le tue passioni, pianificare del tempo per praticarle, sperimentare nuove esperienze, condividere le tue passioni con gli altri e trovare un equilibrio tra le tue passioni e le altre responsabilità sono tutti modi efficaci per coltivare la gioia e la soddisfazione nella tua vita. Quando ti dedichi alle tue passioni e hobby, nutri il tuo spirito e ti senti più pieno e soddisfatto, creando una vita che è ricca di significato e gioia.

CAPITOLO 8. Sviluppare una Mentalità Ottimistica e Resiliente: Il Potere del Pensiero Positivo

Sviluppare una mentalità ottimistica e resiliente è cruciale per affrontare le sfide della vita in modo costruttivo e per mantenere un senso di benessere emotivo e psicologico. Questo capitolo esplorerà dettagliatamente l'importanza di coltivare una mentalità ottimistica e resiliente, fornendo consigli pratici su come farlo in modo efficace e duraturo.

Comprendere l'Importanza della Mentalità Ottimistica e Resiliente:

La mentalità ottimistica e resiliente è fondamentale per affrontare le sfide della vita con coraggio e determinazione. Una mentalità ottimistica ci permette di vedere le difficoltà come opportunità di crescita e di sviluppo, mentre una mentalità resiliente ci aiuta a rimbalzare dalle avversità con forza e determinazione. Insieme, queste qualità ci permettono di affrontare le sfide della vita con fiducia e speranza, mantenendo un atteggiamento positivo e proattivo.

Coltivare la Gratitudine e l'Apprezzamento:

Una delle migliori vie per sviluppare una mentalità ottimistica è coltivare la gratitudine e l'apprezzamento per le cose buone nella nostra vita. Prenditi del tempo ogni giorno per riflettere su ciò per cui sei grato e apprezzare le piccole gioie e i momenti positivi che incontri. Tenere un diario della gratitudine o fare una lista mentale delle cose per cui sei grato può aiutarti a mantenere un atteggiamento ottimista e positivo anche durante i momenti difficili.

Praticare l'Auto-Compassione e la Gentilezza verso Se Stessi:

Sviluppare una mentalità ottimistica e resiliente significa anche praticare l'auto-compassione e la gentilezza verso se stessi. Spesso siamo troppo severi con noi stessi, criticandoci duramente per i nostri errori o fallimenti. Invece, è importante trattarci con gentilezza e compassione, riconoscendo che siamo tutti umani e che facciamo del nostro meglio. Impara a perdonare te stesso per i tuoi errori e a trattarti con la stessa gentilezza che riservi agli altri.

Cambia il Tuo Dialogo Interno:

Il modo in cui parli a te stesso può avere un impatto significativo sulla tua mentalità e sul tuo benessere emotivo.

Cerca di cambiare il tuo dialogo interno da uno negativo e auto-distruttivo a uno positivo e costruttivo. Sostituisci pensieri negativi come "Non ce la farò mai" con affermazioni positive come "Sono capace di superare questa sfida". Lavora anche sulla tua consapevolezza, riconoscendo quando il tuo dialogo interno diventa negativo e cercando attivamente di trasformarlo in uno più positivo.

Sfidare le Credenze Limitanti:

Le credenze limitanti possono ostacolare il nostro sviluppo personale e impedirci di raggiungere il nostro pieno potenziale. Sfida attivamente le tue credenze limitanti e cerca di sostituirle con credenze più positive e costruttive. Ad esempio, se credi di non essere abbastanza bravo per un determinato compito, sfida questa convinzione cercando prove contrarie o adottando una mentalità di crescita che ti permetta di imparare e crescere attraverso la pratica e l'esperienza.

Focalizzati sulle Soluzioni e le Opportunità:

Sviluppare una mentalità ottimistica significa anche focalizzarsi sulle soluzioni anziché sui problemi e sulle opportunità anziché sulle sfide. Cerca di adottare un'ottica proattiva e orientata al futuro, cercando di individuare le possibilità di crescita e sviluppo anche nelle situazioni più difficili.

Chiediti cosa puoi imparare da una situazione difficile e quali azioni puoi intraprendere per superarla con successo. Mantenere un atteggiamento positivo e proattivo ti aiuta a mantenere la tua motivazione e a superare le sfide con determinazione e coraggio.

Cerca Supporto e Condivisione con Gli Altri:

Infine, cerca supporto e condivisione con gli altri quando affronti sfide o difficoltà nella vita. Parla con amici, familiari o professionisti della salute mentale che possono offrire sostegno, incoraggiamento e prospettive utili. Non c'è nulla di sbagliato nel chiedere aiuto quando ne hai bisogno, e avere una rete di supporto solida può fare la differenza nel tuo percorso verso una mentalità ottimistica e resiliente.

Esercizi per Sviluppare una Mentalità Ottimistica e Resiliente:

1. *Gratitudine quotidiana:*
   Dedica ogni giorno qualche minuto a riflettere su ciò per cui sei grato nella tua vita. Fai una lista di almeno tre cose per cui ti senti grato e prenditi il tempo per apprezzarle pienamente.

2. ***Riformulazione delle situazioni negative:***
   Pratica la riformulazione delle situazioni negative, cercando di trovare il lato positivo anche nelle sfide più difficili. Chiediti cosa puoi imparare dalla situazione e come puoi crescere attraverso di essa.

3. ***Affronta le paure:***
   Identifica una paura o una preoccupazione che ti trattiene e cerca di affrontarla in modo graduale. Rompere le proprie paure può aumentare la fiducia in sé stessi e contribuire a sviluppare una mentalità più ottimistica.

4. ***Visualizzazione positiva:***
   Dedica del tempo ogni giorno alla visualizzazione di obiettivi positivi e risultati desiderati. Immagina te stesso raggiungere i tuoi obiettivi e sperimentare la gioia e la gratificazione che ne derivano.

5. ***Pratica dell'autocompassione:***
   Sii gentile e compassionevole con te stesso quando affronti difficoltà o fallimenti. Tratta te stesso con lo stesso rispetto e la stessa gentilezza che riserveresti a un amico in difficoltà.

6. *Mantenere un diario della gratitudine:*
Tieni un diario della gratitudine in cui annoti regolarmente le cose positive che ti accadono durante la giornata. Scrivere queste esperienze ti aiuta a focalizzarti sui lati positivi della vita e a mantenere una prospettiva ottimistica.

7. *Fissare obiettivi realistici:*
Stabilisci obiettivi che siano realistici e raggiungibili, suddividendoli in passi più piccoli e gestibili. Raggiungere questi obiettivi ti darà un senso di realizzazione e ti incoraggerà a perseguire ulteriori traguardi.

8. *Pratica della resilienza emotiva:*
Sviluppa la capacità di affrontare le avversità con calma e determinazione. Quando incontri ostacoli o fallimenti, chiediti cosa puoi imparare dalla situazione e quali azioni puoi intraprendere per superarla.

9. *Coltivare relazioni positive:*
Cerca la compagnia di persone ottimiste e positive che ti ispirino e ti incoraggino a mantenere una mentalità ottimistica. Le relazioni positive possono avere un impatto significativo sul tuo benessere emotivo e sul tuo modo di affrontare la vita.

10. **Pratica della mindfulness (descritta in seguito):**

Dedica del tempo alla pratica della mindfulness, concentrandoti sul momento presente e accettando le tue esperienze senza giudizio. La mindfulness ti aiuta a sviluppare una maggiore consapevolezza di te stesso e delle tue reazioni, permettendoti di coltivare una mentalità più positiva e resiliente.

Mindfulness

La mindfulness, o consapevolezza, è una pratica che coinvolge l'essere consapevoli e presenti nel momento presente, senza giudizio. Si tratta di una forma di meditazione che ha radici nelle tradizioni spirituali orientali, ma è stata adattata e integrata in approcci psicologici e terapeutici occidentali per aiutare le persone a gestire lo stress, ridurre l'ansia e migliorare il benessere emotivo. La pratica della mindfulness coinvolge l'attenzione consapevole su ciò che sta accadendo nel momento presente, compresi i pensieri, le emozioni, le sensazioni fisiche e l'ambiente circostante. Si tratta di osservare queste esperienze senza giudicarle come buone o cattive, ma semplicemente osservandole con curiosità e accettazione.

Ci sono diverse tecniche che possono essere utilizzate per praticare la mindfulness, tra cui la meditazione della respirazione, la consapevolezza del corpo, la consapevolezza dei pensieri e delle emozioni e la consapevolezza delle attività quotidiane. Queste pratiche spesso coinvolgono il concentrarsi su un oggetto di focus, come la respirazione o le sensazioni corporee, e notare quando la mente divaga, riportandola gentilmente al momento presente. La mindfulness è stata ampiamente studiata per i suoi benefici per la salute mentale ed emotiva.

La ricerca ha dimostrato che la pratica regolare della mindfulness può ridurre lo stress, l'ansia e la depressione, migliorare la concentrazione e la memoria, aumentare la consapevolezza di sé e degli altri, e promuovere una maggiore compassione e empatia. Inoltre, la mindfulness può aiutare le persone a gestire meglio il dolore cronico, migliorare la qualità del sonno e aumentare il senso generale di benessere e felicità. In sintesi, la mindfulness è una pratica che consiste nell'essere consapevoli e presenti nel momento presente, senza giudizio. È una forma di meditazione che può essere utilizzata per gestire lo stress, ridurre l'ansia e migliorare il benessere emotivo e mentale complessivo.

Conclusione:

In conclusione, sviluppare una mentalità ottimistica e resiliente è essenziale per affrontare le sfide della vita in modo costruttivo e mantenere un senso di benessere emotivo e psicologico. Coltivare la gratitudine e l'apprezzamento, praticare l'auto-compassione e la gentilezza verso se stessi, cambiare il dialogo interno, sfidare le credenze limitanti, focalizzarsi sulle soluzioni e le opportunità e cercare supporto e condivisione con gli altri sono tutti modi efficaci per sviluppare una mentalità ottimistica e resiliente che ti aiuterà a navigare attraverso le sfide della vita con coraggio, determinazione e speranza.

CAPITOLO 9. Impara a Gestire lo Stress e le Emozioni in Modo Sano: Il Potere del Benessere Emotivo

Imparare a gestire lo stress e le emozioni in modo sano è fondamentale per mantenere un equilibrio mentale ed emotivo nella vita quotidiana. Questo capitolo esplorerà dettagliatamente l'importanza di sviluppare competenze di gestione dello stress e delle emozioni, fornendo consigli pratici su come farlo in modo efficace e sostenibile nel tempo.

Comprendere lo Stress e le Emozioni:

Prima di tutto, è importante comprendere cosa sia lo stress e come le emozioni influenzino il nostro benessere emotivo. Lo stress è una risposta naturale del corpo a situazioni percepite come minacciose o sfidanti, e può manifestarsi in una varietà di sintomi fisici, emotivi e comportamentali. Le emozioni, d'altra parte, sono reazioni psicofisiologiche a stimoli interni o esterni e possono variare da gioia e felicità a tristezza e rabbia. Comprendere lo stress e le emozioni è il primo passo per imparare a gestirli in modo sano ed efficace.

Pratica la Consapevolezza e la Presenza Mentale:

La consapevolezza e la presenza mentale sono fondamentali per la gestione dello stress e delle emozioni. La consapevolezza ci permette di essere presenti nel momento presente, osservando le nostre esperienze senza giudizio o reazione. Praticare la consapevolezza attraverso la meditazione, la respirazione consapevole o altre pratiche di consapevolezza può aiutarci a sviluppare una maggiore consapevolezza delle nostre emozioni e dei nostri pensieri, consentendoci di rispondere in modo più calmo e riflessivo alle sfide della vita.

Sviluppa Abilità di Gestione dello Stress:

Le abilità di gestione dello stress sono cruciali per affrontare le sfide della vita in modo costruttivo. Queste abilità includono la capacità di identificare i fattori di stress nella nostra vita, di adottare strategie di coping efficaci e di mantenere un equilibrio sano tra lavoro, riposo e tempo libero. Alcune tecniche di gestione dello stress efficaci includono la pratica di attività rilassanti come lo yoga o la meditazione, l'esercizio fisico regolare, la gestione del tempo e la comunicazione efficace.

Coltiva Relazioni di Supporto:

Le relazioni di supporto sono un aspetto fondamentale della gestione dello stress e delle emozioni. Avere una rete di persone fidate con cui condividere le proprie preoccupazioni, le proprie gioie e i propri timori può fornire un'importante fonte di sostegno e conforto durante i momenti di difficoltà. Cerca di coltivare relazioni positive e significative con amici, familiari o colleghi che ti sostengano e ti incoraggino nel tuo percorso di gestione dello stress.

Pratica Tecniche di Rilassamento e Rilassamento:

Le tecniche di rilassamento e rilassamento possono essere utili per alleviare lo stress e calmare le emozioni intense. Queste tecniche includono la respirazione profonda, la visualizzazione guidata, la musica rilassante, il massaggio e altre pratiche che favoriscono il rilassamento fisico e mentale. Sperimenta diverse tecniche di rilassamento per trovare quella che funziona meglio per te e integra regolarmente queste pratiche nella tua routine quotidiana per mantenere un senso di calma e tranquillità.

Pratica l'Auto-Cura e la Gentilezza verso se Stessi:

Essere gentili con se stessi è essenziale per la gestione dello stress e delle emozioni in modo sano. Prenditi del tempo per praticare l'auto-cura e dedicarti alle attività che ti ricaricano e ti riempiono di gioia. Questo potrebbe includere fare una passeggiata nella natura, dedicare del tempo alla lettura o alla scrittura, coccolarsi con un bagno caldo o semplicemente concedersi una pausa di relax. Ricorda che è importante prendersi cura di se stessi e ascoltare i bisogni del tuo corpo e della tua mente.

Cerca Aiuto Professionale se Necessario:

Se lo stress e le emozioni intense stanno interferendo significativamente con la tua vita quotidiana, non esitare a cercare aiuto professionale. Un terapeuta o un consulente può offrire supporto e orientamento nella gestione dello stress e delle emozioni, aiutandoti a sviluppare strategie efficaci per affrontare le sfide della vita in modo sano e costruttivo. Non c'è nulla di sbagliato nel chiedere aiuto quando ne hai bisogno, e investire nella tua salute mentale è un passo importante verso il benessere e la realizzazione personale.

Esercizi per Imparare a Gestire lo Stress e le Emozioni in Modo Sano:

1. ***Respirazione Profonda:***
   Pratica esercizi di respirazione profonda per ridurre lo stress e promuovere il rilassamento. Inspirando lentamente e profondamente attraverso il naso, riempi il tuo diaframma di aria e poi espira lentamente attraverso la bocca.

2. ***Consapevolezza delle Emozioni:***
   Dedica del tempo ogni giorno per esplorare le tue emozioni senza giudizio. Sii consapevole delle sensazioni fisiche e delle reazioni emotive che provi in diverse situazioni e impara ad accettarle senza reprimere o sopprimere.

3. ***Pratica dello Yoga o della Meditazione:***
   Partecipa a lezioni di yoga o meditazione per imparare tecniche di rilassamento e consapevolezza. Queste pratiche possono aiutarti a gestire lo stress e ad aumentare la tua resilienza emotiva nel tempo.

4. ***Attività Fisica Regolare:***
   Fai dell'attività fisica regolare una parte integrante della tua routine quotidiana.
   L'esercizio fisico può aiutare a ridurre lo stress, migliorare l'umore e promuovere il benessere emotivo complessivo.

5. *Diario delle Emozioni:*

Tieni un diario delle emozioni in cui annoti i tuoi pensieri e sentimenti giornalieri. Scrivere su ciò che provi ti aiuta a esprimere e comprendere le tue emozioni, facilitando la gestione dello stress e la promozione del benessere emotivo.

6. *Tempo per il Relax:*

Dedica del tempo ogni giorno per rilassarti e rigenerarti. Pratica attività rilassanti come leggere un libro, fare una passeggiata nella natura, ascoltare musica o dedicarti a un hobby che ti piace.

7. *Comunicazione Efficace:*

Migliora le tue capacità di comunicazione per esprimere in modo chiaro e assertivo i tuoi bisogni e i tuoi sentimenti agli altri. Una comunicazione efficace può aiutarti a gestire meglio le relazioni interpersonali e a ridurre lo stress.

8. *Gestione del Tempo:*

Organizza il tuo tempo in modo efficace per ridurre il senso di sovraccarico e stress. Priorizza i compiti in base all'importanza e alla urgenza, e fai delle pause regolari per rigenerarti e ricaricare le energie.

9. *Attività Ricreative:*

Dedica del tempo alle attività che ti rilassano e ti riempiono di gioia. Coltiva hobby che ti appassionano, passa del tempo con persone che ti fanno sentire bene e cerca esperienze positive che ti aiutino a bilanciare lo stress quotidiano.

10. *Cura di Sé:*

Fai della cura di sé una priorità nella tua vita quotidiana. Prenditi cura del tuo corpo, della tua mente e del tuo spirito attraverso una dieta equilibrata, il sonno sufficiente, il mantenimento di relazioni positive e la pratica di attività che ti nutrono emotivamente.

Conclusione:

In conclusione, imparare a gestire lo stress e le emozioni in modo sano è essenziale per mantenere un equilibrio mentale ed emotivo nella vita quotidiana. Praticare la consapevolezza e la presenza mentale, sviluppare abilità di gestione dello stress, coltivare relazioni di supporto, praticare tecniche di rilassamento e rilassamento, praticare l'auto-cura e la gentilezza verso se stessi e cercare aiuto professionale se necessario sono tutti modi efficaci per affrontare le sfide della vita con coraggio, resilienza e speranza.

Quando impari a gestire lo stress e le emozioni in modo sano, ti senti più in controllo della tua vita e sei in grado di affrontare le sfide con fiducia e determinazione.

CAPITOLO 10. Pratica la Mindfulness o la Meditazione: Trovare Equilibrio Interiore attraverso la Consapevolezza

La pratica della mindfulness e della meditazione offre un potente strumento per trovare equilibrio interiore, ridurre lo stress e aumentare il benessere mentale ed emotivo. Questo capitolo esplorerà dettagliatamente l'importanza di queste pratiche, fornendo consigli pratici su come integrarle nella tua vita per ottenere benefici duraturi.

Introduzione alla Mindfulness e alla Meditazione:

La mindfulness e la meditazione sono pratiche antiche che si concentrano sull'essere consapevoli del momento presente, senza giudizio. La mindfulness coinvolge il portare attenzione consapevole al momento presente, osservando i tuoi pensieri, le tue emozioni e le tue sensazioni fisiche senza reagire ad esse. La meditazione, d'altra parte, coinvolge spesso il concentrarsi su un oggetto di focus, come la respirazione, e praticare la consapevolezza di questo oggetto mentre ti allontani dai pensieri che possono disturbare la tua mente.

Benefici della Pratica della Mindfulness e della Meditazione:

La ricerca ha dimostrato che la pratica della mindfulness e della meditazione può avere una vasta gamma di benefici per il benessere mentale ed emotivo. Questi includono la riduzione dello stress, dell'ansia e della depressione, l'aumento della concentrazione e della consapevolezza, il miglioramento della qualità del sonno, la promozione della resilienza emotiva e l'aumento della compassione e dell'empatia verso se stessi e gli altri. Inoltre, la pratica regolare della mindfulness e della meditazione può favorire una maggiore autocomprensione e un senso di connessione più profondo con il mondo circostante.

Inizia con una Pratica Semplice:

Se sei nuovo alla mindfulness o alla meditazione, è importante iniziare con una pratica semplice e accessibile. Puoi iniziare con una breve sessione di meditazione di soli 5-10 minuti al giorno e gradualmente aumentare la durata man mano che diventi più confortevole con la pratica. Puoi trovare molte risorse online, come video tutorial o app per la meditazione guidata, che possono aiutarti a iniziare con la tua pratica.

Pratica la Consapevolezza nel Momento Presente:

Uno degli aspetti chiave della mindfulness è la pratica della consapevolezza nel momento presente. Puoi coltivare questa consapevolezza attraverso semplici esercizi come la respirazione consapevole, l'ascolto consapevole o il mangiare consapevole. Prenditi del tempo ogni giorno per concentrarti pienamente su ciò che stai facendo, senza essere distratto dai pensieri o dalle preoccupazioni che possono affiorare nella tua mente. Questa pratica ti aiuta a sviluppare una maggiore consapevolezza e presenza mentale, portando ad un senso di calma e equilibrio interiore.

Pratica la Meditazione della Respirazione:

La meditazione della respirazione è una pratica comune che può aiutarti a sviluppare la consapevolezza e la calma interiore. Trova un posto tranquillo dove sederti in modo confortevole, chiudi gli occhi e concentra la tua attenzione sulla tua respirazione. Nota il movimento del respiro mentre entra ed esce dal tuo corpo, senza cercare di controllarlo o cambiarlo in alcun modo.
Quando la tua mente divaga, gentilmente riporta la tua attenzione alla tua respirazione. Anche solo pochi minuti di meditazione della respirazione al giorno possono avere un impatto significativo sul tuo benessere mentale ed emotivo nel tempo.

Coltiva una Pratica Regolare:

Per ottenere i massimi benefici dalla mindfulness e dalla meditazione, è importante coltivare una pratica regolare. Trova un momento e un luogo nella tua routine quotidiana dove puoi dedicare del tempo alla tua pratica, che sia al mattino appena sveglio, durante la pausa pranzo o prima di andare a dormire. Fissare un orario regolare per la tua pratica ti aiuta a creare un'abitudine duratura e a mantenere la coerenza nel tuo impegno.

Sperimenta Diverse Forme di Pratica:

Ci sono molte forme diverse di pratica mindfulness e meditativa, quindi sperimenta con quelle che ti si adattano meglio. Questo potrebbe includere pratiche come la camminata consapevole, la meditazione guidata, la pratica del body scan o la meditazione amorosa compassionevole.
Ognuna di queste pratiche offre un modo unico per sviluppare la consapevolezza e la calma interiore, quindi cerca quella che risuona di più con te e integrala nella tua routine di pratica.

Crea un Ambiente Favorisce la Pratica:

Infine, crea un ambiente che favorisca la tua pratica di mindfulness e meditazione.

Trova un luogo tranquillo e privo di distrazioni dove puoi meditare senza essere interrotto. Puoi anche creare un'atmosfera rilassante con luci soffuse, candele profumate o musica tranquilla per aiutarti a entrare nello stato mentale adatto alla pratica. Mantenere un ambiente che favorisca la calma e la concentrazione può rendere la tua pratica più piacevole ed efficace nel lungo termine.

Esercizi per la Pratica della Mindfulness o della Meditazione:

1. ***Respirazione Consapevole:***
   Dedica alcuni minuti ogni giorno per praticare la respirazione consapevole. Siediti in modo confortevole, chiudi gli occhi e concentra la tua attenzione sul respiro. Nota l'entrata e l'uscita dell'aria attraverso il naso e osserva il movimento del tuo corpo mentre respiri.

2. ***Scansione del Corpo:***
   Fai una scansione del tuo corpo dalla testa ai piedi, notando ogni sensazione fisica che incontri lungo il percorso. Rilassa consapevolmente ogni parte del tuo corpo mentre ti muovi attraverso di esso, portando la tua attenzione ai muscoli tesi e rilassandoli.

3. ***Ascolto Consapevole:***
Dedica del tempo ogni giorno per ascoltare consapevolmente ciò che ti circonda. Siediti in silenzio e presta attenzione ai suoni intorno a te, senza giudizio o reazione. Nota i suoni che emergono e scompaiono nel momento presente.

4. ***Mindful Walking:***
Pratica il camminare consapevolmente durante le tue passeggiate quotidiane. Senti il contatto dei piedi con il terreno, osserva il movimento del tuo corpo mentre cammini e nota i suoni e le sensazioni che ti circondano durante il percorso.

5. ***Meditazione del Cuore Amichevole:***
Dedica del tempo alla pratica della meditazione del cuore amichevole. Visualizza una luce calda e amorevole che emana dal tuo cuore e avvolge te stesso e gli altri con gentilezza, compassione e amore incondizionato.

6. ***Gratitudine e Apprezzamento:***
Pratica la gratitudine e l'apprezzamento durante la tua meditazione quotidiana. Rifletti su tre cose per cui sei grato nella tua vita e permetti a quel sentimento di gratitudine di diffondersi in tutto il tuo essere.

7. ***Mindfulness del Mangiare:***
Mangia consapevolmente durante i pasti, dedicando tutta la tua attenzione al cibo e al processo di nutrimento. Nota i sapori, le consistenze e le sensazioni fisiche associate al cibo mentre lo mangi lentamente e con consapevolezza.

8. ***Meditazione Guidata:***
Segui una meditazione guidata attraverso app, podcast o video online. Scegli una meditazione che si concentri su un tema specifico che ti interessa, come la consapevolezza del respiro, la gentilezza verso se stessi o la gratitudine.

9. ***Pratica Regolare:***
Fai della pratica della mindfulness o della meditazione una parte regolare della tua routine quotidiana. Dedica almeno 10-15 minuti ogni giorno per la tua pratica, aumentando gradualmente la durata man mano che ti senti più a tuo agio.

10. ***Applicazione nella Vita Quotidiana:***
Applica la consapevolezza e la presenza mentale nella vita quotidiana, portando la tua attenzione al momento presente in ogni attività che svolgi. Che si tratti di lavare i piatti, passeggiare o interagire con gli altri, cerca di essere completamente presente e consapevole delle tue azioni e delle tue esperienze.

Conclusione:

In conclusione, la pratica della mindfulness e della meditazione offre un potente strumento per trovare equilibrio interiore, ridurre lo stress e aumentare il benessere mentale ed emotivo. Inizia con una pratica semplice, come la meditazione della respirazione, e sperimenta con diverse forme di pratica per trovare quella che funziona meglio per te.
Coltiva una pratica regolare, creando un ambiente che favorisca la tua pratica e integrandola nella tua routine quotidiana. Con il tempo e la pratica costante, potrai sperimentare i numerosi benefici della mindfulness e della meditazione nella tua vita.

CAPITOLO 11. Mantieni un Equilibrio Sano tra Lavoro, Svago e Riposo: Il Fondamento del Benessere

Mantenere un equilibrio sano tra lavoro, svago e riposo è fondamentale per il benessere complessivo e la qualità della vita. Questo capitolo esplorerà dettagliatamente l'importanza di trovare un equilibrio tra queste tre dimensioni della vita, fornendo consigli pratici su come farlo in modo efficace e sostenibile nel tempo.

Comprendere l'Importanza dell'Equilibrio tra Lavoro, Svago e Riposo:

L'equilibrio tra lavoro, svago e riposo è essenziale per mantenere un senso di benessere emotivo, fisico e mentale. Troppo lavoro senza il tempo sufficiente per il riposo e il relax può portare allo stress, al burnout e alla diminuzione della soddisfazione lavorativa e della qualità della vita. D'altra parte, trascorrere troppo tempo libero senza un'adeguata struttura o impegno può portare alla noia, alla mancanza di realizzazione e alla perdita di senso di scopo. Trovare un equilibrio sano tra queste tre dimensioni è essenziale per mantenere un senso di equilibrio e soddisfazione complessiva nella vita.

Identifica le Tue Priorità e Obiettivi:

Per trovare un equilibrio sano tra lavoro, svago e riposo, è importante identificare le tue priorità e obiettivi nella vita. Rifletti su ciò che è più importante per te e su quali sono i tuoi obiettivi a breve e lungo termine. Questo può includere obiettivi legati alla carriera, alla famiglia, alla salute, agli interessi personali e al benessere generale. Una volta identificate le tue priorità e obiettivi, puoi pianificare la tua giornata e la tua settimana in modo da dedicare il giusto tempo a ciascuna area della tua vita.

Stabilisci confini chiari tra Lavoro e Vita Personale:

Un aspetto fondamentale per mantenere un equilibrio sano tra lavoro e vita personale è stabilire confini chiari tra le due aree. Ciò significa definire chiaramente quando inizia e finisce la tua giornata lavorativa e rispettare questi confini. Ad esempio, evita di rispondere alle email di lavoro dopo una certa ora o durante il fine settimana, a meno che non sia assolutamente necessario. Stabilire confini sani tra lavoro e vita personale ti aiuta a mantenere un senso di separazione e a garantire che tu abbia il tempo e lo spazio necessario per rilassarti e ricaricarti al di fuori dell'ambiente lavorativo.

Pratica la Gestione del Tempo Efficace:

Una gestione del tempo efficace è essenziale per trovare un equilibrio sano tra lavoro, svago e riposo. Impara a prioritizzare le tue attività in base all'importanza e all'urgenza, e a pianificare il tuo tempo in modo da dedicare sufficiente tempo a ciascuna area della tua vita. Utilizza strumenti come agenda, planner o app di gestione del tempo per aiutarti a organizzare le tue attività e a mantenere il controllo del tuo programma quotidiano e settimanale.

Pianifica Attivamente il Tempo per lo Svago e il Riposo:

Troppo spesso, lo svago e il riposo vengono considerati come un'aggiunta dopo il lavoro, quando il tempo e l'energia lo permettono. Tuttavia, è importante pianificare attivamente il tempo per lo svago e il riposo nella tua giornata e nella tua settimana. Fissa degli appuntamenti con te stesso per fare le cose che ti piacciono e che ti ricaricano, che si tratti di fare una passeggiata nella natura, leggere un libro, praticare uno sport o passare del tempo con amici e familiari. Pianificare attivamente il tempo per lo svago e il riposo ti aiuta a garantire che queste attività siano una priorità nella tua vita e non vengano trascurate.

Pratica l'Auto-Cura e l'Autocompassione:

L'auto-cura e l'autocompassione sono essenziali per mantenere un equilibrio sano tra lavoro, svago e riposo. Prenditi del tempo per prenderti cura di te stesso fisicamente, emotivamente e mentalmente, facendo attenzione alle tue esigenze e al tuo benessere. Questo potrebbe includere fare esercizio fisico regolarmente, mangiare sano, dormire a sufficienza, praticare la mindfulness o la meditazione e concederti dei momenti di relax e di piacere. Sii gentile con te stesso e ricordati che non devi essere perfetto; è normale avere alti e bassi e fare errori lungo il percorso.

Riconosci e Rispetta i Segnali del Tuo Corpo e della Tua Mente:

Ascolta il tuo corpo e la tua mente e riconosci i segnali che ti indicano quando hai bisogno di fare una pausa o di rilassarti. Questo potrebbe includere sintomi fisici come stanchezza, tensione muscolare o mal di testa, così come segnali emotivi come irritabilità, ansia o tristezza. Rispetta questi segnali e prenditi il tempo necessario per prenderti cura di te stesso e per ricaricare le tue energie quando ne hai bisogno. Ignorare i segnali del tuo corpo e della tua mente può portare a uno stress e a un esaurimento professionale, quindi è importante essere consapevoli delle tue esigenze e rispondere ad esse prontamente.

Crea una Routine Equilibrata e Sostenibile:

Infine, cerca di creare una routine equilibrata e sostenibile che ti consenta di mantenere un equilibrio sano tra lavoro, svago e riposo nel lungo termine. Questo potrebbe significare fare delle regolari valutazioni della tua routine e apportare eventuali aggiustamenti necessari per garantire che sia in linea con i tuoi obiettivi e le tue priorità. Sii flessibile e adattabile nei tuoi approcci, e ricorda che il bilanciamento tra lavoro e vita personale è un processo continuo che richiede impegno e consapevolezza costanti.

Esercizi per Mantenere un Equilibrio Sano tra Lavoro, Svago e Riposo:

1. *Pianificazione Settimanale:*
   Dedica del tempo ogni inizio settimana per pianificare le tue attività lavorative, gli impegni sociali e il tempo libero. Suddividi il tuo tempo in modo equilibrato tra lavoro, svago e riposo.

2. *Creazione di Limiti:*
   Stabilisci dei limiti chiari tra il tempo lavorativo e quello personale. Imposta un orario di fine giornata per il lavoro e rispetta questo limite, permettendoti di staccare completamente una volta terminato il lavoro.

3. **_Attività di Svago Pianificate:_**
Pianifica attivamente attività di svago che ti riempiano di gioia e soddisfazione. Che si tratti di fare una passeggiata nel parco, leggere un libro o cucinare una cena speciale, assicurati di avere momenti dedicati al piacere e al relax.

4. **_Gestione del Tempo Efficiente:_**
Utilizza tecniche di gestione del tempo per massimizzare la produttività durante le ore lavorative, consentendoti di completare le tue attività in modo efficiente e di avere più tempo libero per te stesso.

5. **_Tempo di Qualità con Amici e Familiari:_**
Dedica del tempo alla socializzazione con amici e familiari, stabilendo regolarmente incontri o attività da fare insieme. Coltivare relazioni significative contribuisce al benessere emotivo e al bilancio tra lavoro e vita privata.

6. **_Riposo Adeguato:_**
Assicurati di avere un adeguato riposo durante la notte per rigenerare il corpo e la mente. Fissa un'ora di andare a letto che ti garantisca un sonno sufficiente, e crea una routine serale che favorisca il relax e il riposo.

7. ***Momenti di Meditazione o Mindfulness:***
Dedica del tempo ogni giorno alla meditazione o alla pratica della mindfulness per ritrovare la calma e la chiarezza mentale. Anche solo pochi minuti di meditazione possono aiutarti a ridurre lo stress e a ristabilire l'equilibrio interiore.

8. ***Esercizio Fisico Regolare:***
Fai dell'attività fisica una parte integrante della tua routine settimanale. L'esercizio fisico non solo migliora la tua salute fisica, ma può anche ridurre lo stress e aumentare il tuo benessere generale.

9. ***Tempo per il Ricaricamento Personale:***
Riconosci l'importanza di avere del tempo per te stesso ogni giorno. Fai attività che ti rigenerino e ti ricarichino, come leggere un libro, fare una passeggiata da solo o praticare un hobby che ami.

10. ***Riduzione delle Distrazioni:***
Riduci al minimo le distrazioni durante il tempo lavorativo, consentendoti di concentrarti completamente sulle tue attività. Questo ti permetterà di essere più produttivo durante il giorno e di avere più tempo libero per te stesso una volta terminato il lavoro.

Conclusione:

In conclusione, mantenere un equilibrio sano tra lavoro, svago e riposo è essenziale per il benessere complessivo e la qualità della vita. Identifica le tue priorità e obiettivi, stabilisci confini chiari tra lavoro e vita personale, pratica la gestione del tempo efficace, pianifica attivamente il tempo per lo svago e il riposo, pratica l'auto-cura e l'autocompassione, riconosci e rispetta i segnali del tuo corpo e della tua mente, e crea una routine equilibrata e sostenibile. Trovare un equilibrio sano tra queste tre dimensioni della vita ti aiuta a mantenere un senso di equilibrio, soddisfazione e realizzazione nella tua vita quotidiana.

CAPITOLO 12. Fai del Volontariato o Aiuta gli Altri in Modo Altruistico: Il Potere della Generosità e del Servizio

Il fare del volontariato o aiutare gli altri in modo altruistico è un'azione che non solo beneficia coloro che ricevono il supporto, ma porta anche una serie di vantaggi significativi per chi offre il proprio tempo e le proprie risorse. Questo capitolo esplorerà dettagliatamente l'importanza di praticare l'altruismo attraverso il volontariato, fornendo consigli pratici su come iniziare e mantenere una pratica di servizio che arricchisca sia la vita degli altri che la propria.

Il Significato dell'Altruismo e del Volontariato:

L'altruismo è la disposizione ad aiutare gli altri senza aspettarsi nulla in cambio, motivati dalla compassione e dalla gentilezza verso gli altri. Il volontariato è un modo tangibile di praticare l'altruismo, offrendo il proprio tempo, le proprie competenze o le proprie risorse per sostenere cause e comunità che ne hanno bisogno. Entrambi promuovono un senso di connessione e di appartenenza alla comunità, oltre a fornire un significativo contributo al benessere degli individui e della società nel suo complesso.

Benefici del Fare del Volontariato e dell'Altruismo:

Numerose ricerche hanno dimostrato che fare del volontariato o aiutare gli altri in modo altruistico porta una serie di benefici per la salute mentale, emotiva e fisica. Questi includono un miglioramento dell'umore e della felicità, una riduzione dello stress e dell'ansia, un aumento dell'autostima e della fiducia in se stessi, una maggiore soddisfazione nella vita e una riduzione del rischio di depressione e solitudine. Inoltre, il fare del volontariato può promuovere un senso di scopo e di significato nella vita, oltre a fornire opportunità per sviluppare nuove competenze, costruire relazioni significative e avere un impatto positivo sulla società.

Identifica le Tue Passioni e Interessi:

Per iniziare a fare del volontariato o ad aiutare gli altri in modo altruistico, è importante identificare le tue passioni, interessi e talenti. Rifletti su ciò che ti appassiona e su quali sono le cause o le questioni che ti stanno a cuore. Potresti essere interessato a sostenere i senza fissa dimora, ad aiutare gli anziani, a proteggere l'ambiente, a promuovere l'istruzione o a sostenere la salute mentale. Identificare le tue passioni e interessi ti aiuta a trovare un'opportunità di volontariato che sia significativa e gratificante per te.

Ricerca Opportunità di Volontariato:

Una volta identificate le tue passioni e interessi, cerca opportunità di volontariato che corrispondano alle tue aree di interesse. Puoi trovare opportunità di volontariato presso organizzazioni locali senza scopo di lucro, centri comunitari, ospedali, scuole, rifugi per senzatetto, centri di assistenza sociale, organizzazioni ambientali e molte altre. Esplora le possibilità disponibili nella tua comunità e contatta le organizzazioni per scoprire come puoi contribuire con il tuo tempo e le tue risorse.

Inizia con Piccoli Passi:

Se sei nuovo al volontariato o all'aiuto altruistico, inizia con piccoli passi e aumenta gradualmente il tuo coinvolgimento nel tempo. Puoi iniziare offrendoti volontario per eventi o progetti a breve termine, partecipando a raccolte fondi o donando beni o risorse. Man mano che acquisisci esperienza e fiducia, potresti scegliere di impegnarti in progetti più impegnativi o a lungo termine che richiedono un maggiore impegno di tempo e risorse.

Trova un Equilibrio tra Impegno e Autocura:

Anche se fare del volontariato o aiutare gli altri è gratificante, è importante trovare un equilibrio tra il tuo impegno nel servire gli altri e la tua autocura.

Assicurati di prendere il tempo necessario per prenderti cura di te stesso fisicamente, emotivamente e mentalmente, e di non estenuarti o sovraccaricarti di impegni di volontariato. Trova un equilibrio che ti consenta di contribuire in modo significativo senza sacrificare il tuo benessere personale.

Coltiva Relazioni Significative:

Il fare del volontariato o aiutare gli altri in modo altruistico offre molte opportunità per coltivare relazioni significative con gli altri. Lavorare fianco a fianco con gli altri per raggiungere un obiettivo comune può portare a connessioni profonde e durature, e fornire un senso di appartenenza e di comunità. Approfitta di queste opportunità per stabilire legami con persone che condividono i tuoi valori e interessi, e per arricchire la tua vita con nuove relazioni significative.

Rifletti sull'Impatto del Tuo Servizio:

Rifletti regolarmente sull'effetto che il tuo servizio ha sulla vita degli altri e sul tuo benessere personale. Prenditi il tempo per considerare l'importanza e il significato del tuo contributo, e per apprezzare il cambiamento positivo che stai facendo nella vita delle persone e nella tua comunità. Questa riflessione può alimentare la tua motivazione e il tuo impegno nel fare del volontariato, oltre a fornire un senso di gratitudine e di realizzazione personale.

Mantieni una Mentalità Aperta e Flessibile:

Infine, mantieni una mentalità aperta e flessibile mentre fai del volontariato o aiuti gli altri in modo altruistico. Essere disposti ad adattarsi alle esigenze e alle sfide che possono sorgere durante il servizio, e ad imparare dai successi e dai fallimenti lungo il percorso. Sii aperto a nuove esperienze e opportunità di crescita personale, e continua a cercare modi per fare del bene nel mondo in modo significativo e duraturo.

Esercizi per Fare del Volontariato o Aiutare gli Altri in Modo Altruistico:

1. *Identificazione delle Cause:*
   Rifletti su quali cause o problemi ti stanno più a cuore. Potrebbe trattarsi di assistenza agli anziani, supporto per i senza fissa dimora, tutoraggio per i bambini, protezione dell'ambiente, o qualsiasi altra causa che ti ispiri.

2. *Ricerca di Opportunità di Volontariato:*
   Cerca organizzazioni o gruppi locali che lavorano sulle cause che ti interessano. Contatta queste organizzazioni per scoprire come puoi contribuire attraverso il volontariato e quali opportunità sono disponibili.

3. ***Partecipazione a Eventi Comunitari:***
Partecipa ad eventi o iniziative comunitarie che supportano la tua comunità locale. Questi eventi possono includere raccolte fondi, pulizie di quartiere, eventi di sensibilizzazione o qualsiasi altra attività che contribuisca al benessere della comunità.

4. ***Coinvolgimento in Progetti a Lungo Termine:***
Cerca opportunità di volontariato che offrano la possibilità di impegnarti in progetti a lungo termine. Questi progetti possono consentirti di avere un impatto significativo nel tempo e di sviluppare relazioni significative con coloro che servono.

5. ***Offerta di Competenze o Talenti Specifici:***
Valuta quali competenze o talenti possiedi e come potresti utilizzarli per aiutare gli altri. Potresti offrire le tue competenze professionali, come consulenza legale, servizi di marketing o insegnamento, o potresti condividere le tue passioni, come l'insegnamento della musica o l'organizzazione di eventi.

6. *Volontariato Virtuale:*
Esplora opportunità di volontariato virtuale che ti consentano di contribuire alla tua comunità o a cause globali da remoto. Queste opportunità possono includere la traduzione di testi, il tutoraggio online, il lavoro di ufficio virtuale o l'assistenza amministrativa.

7. *Coinvolgimento Familiare:*
Coinvolgi la tua famiglia nel volontariato, incoraggiando i tuoi familiari a partecipare a progetti o eventi insieme a te. Il volontariato può diventare un'opportunità per trascorrere del tempo di qualità insieme e insegnare ai tuoi figli l'importanza di aiutare gli altri.

8. *Pratica dell'Empatia e della Compassione:*
Coltiva l'empatia e la compassione attraverso la pratica quotidiana. Cerca di metterti nei panni degli altri e di comprendere le loro esperienze e le loro sfide. La compassione è la base dell'altruismo e del servizio agli altri.

9. *Riflessione sull'Impatto:*
Rifletti sull'effetto del tuo volontariato e del tuo servizio sulla comunità e sulle persone che aiuti.

Tieni un diario delle tue esperienze e dei tuoi pensieri mentre fai volontariato, e ricorda che anche le azioni più piccole possono avere un grande impatto.

10. ***Celebrazione dei Successi:***
Celebra i successi e i risultati del tuo volontariato, riconoscendo l'importanza del tuo contributo e l'impatto positivo che hai sulla vita degli altri.
La gratitudine e la gioia che provi nel servire gli altri possono essere fonte di grande soddisfazione e motivazione.

Conclusione:

In conclusione, fare del volontariato o aiutare gli altri in modo altruistico è un'azione che porta benefici significativi per la salute mentale, emotiva e fisica.

Identifica le tue passioni e interessi, ricerca opportunità di volontariato, inizia con piccoli passi, trova un equilibrio tra impegno e autocura, coltiva relazioni significative, rifletti sull'impatto del tuo servizio e mantieni una mentalità aperta e flessibile. Con il tempo e l'impegno costante, il fare del volontariato può diventare una parte preziosa e gratificante della tua vita, arricchendo sia la vita degli altri che la tua.

CAPITOLO 13. Coltiva la tua Creatività: Esplorando Nuove Attività e Idee per Nutrire la Tua Espressione Artistica e Innovativa

La creatività è un aspetto fondamentale della vita umana che ci consente di esprimere la nostra individualità, risolvere problemi in modi innovativi e arricchire le nostre esperienze quotidiane. Coltivare la creatività attraverso l'esplorazione di nuove attività e idee non solo stimola la mente, ma può anche portare a una maggiore soddisfazione personale e a un senso di realizzazione. Questo capitolo esplorerà in dettaglio l'importanza di coltivare la creatività e fornirà consigli pratici su come farlo attraverso l'esplorazione di nuove attività e idee.

L'Importanza della Creatività nella Vita Quotidiana:

La creatività permea molteplici aspetti della nostra vita quotidiana, dall'arte e dalla musica alla scienza e alla tecnologia. Essa ci consente di affrontare le sfide con un approccio innovativo, di esprimere le nostre emozioni e pensieri in modi unici e di arricchire la nostra esperienza del mondo che ci circonda.

Coltivare la creatività ci permette di pensare al di fuori dagli schemi, di scoprire nuove prospettive e di trovare soluzioni originali ai problemi che incontriamo lungo il cammino.

Sperimenta con Diverse Forme di Espressione Creativa:

Uno dei migliori modi per coltivare la tua creatività è sperimentare con diverse forme di espressione artistica e innovativa. Questo potrebbe includere la pittura, il disegno, la scrittura, la fotografia, la musica, la danza, la cucina, il giardinaggio, la moda, il fai-da-te e molto altro ancora. Esplora ciò che ti appassiona e ti ispira, e non avere paura di provare nuove cose. Sperimentare con diverse forme di espressione creativa ti aiuta a scoprire le tue passioni e a sviluppare le tue abilità artistiche e innovative.

Fai Spazio alla Tua Curiosità e alla Tua Immaginazione:

La curiosità e l'immaginazione sono elementi fondamentali della creatività. Fai spazio alla tua curiosità esplorando nuovi interessi e argomenti che ti incuriosiscono.

Leggi libri, guarda documentari, visita mostre d'arte e partecipa a conferenze su argomenti che ti interessano. Stimola la tua immaginazione cercando nuove prospettive e interpretazioni delle cose che ti circondano, e lascia che le tue idee più stravaganti e fantasiose si manifestino liberamente.

Rompere le Routine e le Abitudini Consolidate:

Le routine quotidiane e le abitudini consolidate possono limitare la nostra creatività bloccando il nostro pensiero in schemi predefiniti. Rompi le routine e le abitudini consolidate cercando di fare le cose in modi nuovi e diversi. Prova a cambiare la tua routine quotidiana, esplorando nuovi percorsi per andare al lavoro o provando nuove attività nel tuo tempo libero. Lasciati ispirare dall'inaspettato e dal non convenzionale, e sii aperto a nuove esperienze e opportunità.

Crea un Ambiente Favorisce la Creatività:

L'ambiente che ci circonda può avere un impatto significativo sulla nostra creatività. Crea uno spazio dedicato alla tua espressione creativa, che sia un angolo dell'arte in casa tua, uno studio di registrazione per la tua musica o un laboratorio per i tuoi esperimenti scientifici.

Personalizza il tuo ambiente con oggetti, colori e materiali che ti ispirano e ti motivano, e assicurati che sia un luogo dove ti senti libero di esplorare la tua creatività senza limitazioni o giudizi esterni.

Mantieni un Quaderno delle Idee e delle Ispirazioni:

Un quaderno delle idee e delle ispirazioni può essere un prezioso strumento per coltivare la tua creatività. Tieni un quaderno o un diario dove puoi annotare le tue idee, le tue ispirazioni e le tue riflessioni creative. Scrivi liberamente senza censurarti o giudicarti, e torna alle tue annotazioni quando hai bisogno di stimoli creativi. Questo quaderno può diventare una fonte inesauribile di idee e spunti per i tuoi progetti artistici e innovativi.

Collabora con Altri Creativi e Innovatori:
La collaborazione con altri creativi e innovatori può essere un ottimo modo per stimolare la tua creatività e ottenere nuove prospettive. Cerca opportunità di collaborare con artisti, designer, musicisti, scrittori, imprenditori e altri individui che condividono i tuoi interessi e la tua passione per l'innovazione. Lavorare insieme a persone con esperienze e prospettive diverse può portare a sinergie creative e risultati sorprendenti.

Sfida Te Stesso e Abbraccia il Fallimento:

Per crescere e sviluppare la tua creatività, è importante sfidarti continuamente e abbracciare il fallimento come parte del processo creativo. Sperimenta con nuove tecniche e approcci, e non avere paura di commettere errori lungo il percorso. Ogni fallimento è un'opportunità di apprendimento e crescita, e può portare a scoperte e innovazioni inaspettate. Sii aperto a nuove sfide e a nuove possibilità, e continua a spingere i confini della tua creatività.

Celebra le Tue Realizzazioni Creative:

Infine, non dimenticare di celebrare le tue realizzazioni creative, grandi e piccole. Riconosci e apprezza il lavoro duro, la dedizione e la passione che hai dedicato ai tuoi progetti artistici e innovativi, e prenditi il tempo per celebrare i tuoi successi. Che si tratti di completare un dipinto, di scrivere una canzone o di sviluppare un'idea innovativa, prenditi il tempo per festeggiare le tue realizzazioni e riconoscere il tuo talento e la tua creatività unica.

Esercizi per Coltivare la Tua Creatività:

1. ***Libera la Tua Mente:***
   Pratica esercizi di brainstorming per liberare la tua mente dalle restrizioni e generare nuove idee.

Dedica del tempo a scrivere liberamente, disegnare o fare mind mapping su un foglio di carta, senza giudicare o filtrare le tue idee.

2. **_Esplora Nuove Attività:_**
Sperimenta nuove attività creative che ti interessano ma che non hai mai provato prima. Potresti provare la pittura, la scrittura creativa, la fotografia, il cucito, la ceramica, la danza o qualsiasi altra forma d'arte o artigianato che ti ispiri.

3. **_Riconnettiti con la Natura:_**
Passa del tempo all'aperto e lasciati ispirare dalla natura che ti circonda. Fai una passeggiata in un parco, vai in escursione in montagna o semplicemente siediti in giardino e osserva ciò che ti circonda. La bellezza della natura può stimolare la creatività e l'ispirazione.

4. **_Sfida le Tue Abitudini:_**
Rompi la routine quotidiana e sperimenta nuovi modi di fare le cose. Ad esempio, se sei solito dipingere con colori acrilici, prova a utilizzare pastelli a olio o acquerelli per una variazione creativa.

5. ***Ascolta Musica Stimolante:***
   Ascolta musica che ti ispira e stimola la tua creatività. Crea playlist che si adattano al tipo di attività creativa che stai svolgendo e lascia che la musica ti porti in uno stato mentale aperto e ricettivo.

6. ***Esperimenta con Materiali Diversi:***
   Sperimenta con una vasta gamma di materiali artistici e artigianali. Prova a lavorare con argilla, tessuti, legno, carta, vetro o qualsiasi altro materiale che catturi la tua attenzione e ti ispiri.

7. ***Collabora con Altri Creativi:***
   Cerca di collaborare con altri artisti e creativi per condividere idee, ispirazione e feedback. Partecipa a gruppi artistici locali, workshop o corsi di arte per incontrare altre persone con interessi simili e condividere esperienze creative.

8. ***Esplora Nuove Prospettive:***
   Espandi la tua visione del mondo esplorando nuove prospettive e punti di vista. Leggi libri, guarda film, visita mostre d'arte o viaggia in luoghi nuovi e stimolanti che ti espongono a culture e idee diverse.

9. ***Abbraccia l'Imperfezione:***
   Accetta che il processo creativo sia spesso disordinato e imperfetto.

Non avere paura di fare errori o di fallire; piuttosto, considera ogni errore come un'opportunità di apprendimento e crescita.

10. ***Sii Costante nella Tua Pratica***:
Coltiva la tua creatività attraverso una pratica costante e regolare. Dedica del tempo ogni giorno o ogni settimana per esplorare la tua creatività e sviluppare le tue capacità artistiche e innovative nel tempo.

Conclusione:

In conclusione, coltivare la tua creatività attraverso l'esplorazione di nuove attività e idee è un processo gratificante che porta a una maggiore espressione di sé, innovazione e realizzazione personale.

Sperimenta con diverse forme di espressione creativa, fai spazio alla tua curiosità e immaginazione, rompi le routine consolidate, crea un ambiente che favorisce la creatività, mantieni un quaderno delle idee, collabora con altri creativi, sfida te stesso e abbraccia il fallimento, e celebra le tue realizzazioni creative. Con dedizione e impegno, la tua creatività può fiorire e arricchire la tua vita in modi straordinari.

CAPITOLO 14. Impara a Perdonare: Liberati dal Peso del Rancore e della Colpa

Imparare a perdonare se stessi e gli altri è un atto di grande forza interiore che porta beneficio alla nostra salute mentale, emotiva e relazionale. Questo capitolo esplorerà dettagliatamente l'importanza del perdono e fornirà consigli pratici su come sviluppare questa capacità di liberazione e guarigione.

Comprendere l'Importanza del Perdono:

Il perdono è un processo che ci permette di liberare il peso del rancore e della colpa, sia verso noi stessi che verso gli altri. Comprendere l'importanza del perdono significa riconoscere che il rancore e la rabbia possono intossicare la nostra vita e le nostre relazioni, impedendoci di vivere pienamente e di raggiungere la pace interiore. Il perdono ci consente di lasciar andare il passato e di aprirci a nuove opportunità di crescita e felicità.

Esplora le Radici del Rancore e della Colpa:

Prima di poter perdonare, è importante esplorare le radici del nostro rancore e della nostra colpa. Chiediti perché provi risentimento o rimorso nei confronti di te stesso o degli altri.

Forse hai subito un tradimento o un'ingiustizia, o forse hai commesso un errore che ti tormenta. Identifica le cause del tuo dolore e della tua rabbia in modo da poter affrontare e superare questi sentimenti in modo efficace.

Riconosci il Potere del Perdono:

Riconoscere il potere del perdono significa capire che perdonare non significa approvare o dimenticare il comportamento dannoso degli altri, ma piuttosto liberare te stesso dalla prigione del rancore e della colpa. Il perdono è un atto di auto-curare che ci consente di superare il dolore e il trauma del passato e di aprire la porta alla guarigione e alla rinascita. Riconoscere il potere del perdono è il primo passo verso la liberazione.

Pratica l'Empatia e la Compassione:

Praticare l'empatia e la compassione è essenziale per il perdono. Cerca di metterti nei panni degli altri e di comprendere le loro motivazioni e le loro esperienze. Riconoscere che tutti noi siamo esseri umani imperfetti, soggetti a errori e debolezze, può aiutarti a sviluppare una prospettiva più compassionevole e comprensiva. Inoltre, coltivare la compassione per te stesso ti aiuta a trattare le tue imperfezioni con gentilezza e accettazione, aprendo la strada al perdono e alla guarigione.

Lascia Andare il Bisogno di Vendetta o Punizione:

Il bisogno di vendetta o punizione può ostacolare il processo di perdono, mantenendoci legati al passato e alimentando il ciclo di rabbia e dolore. Lascia andare il bisogno di vendetta o punizione e scegli invece di concentrarti sulla tua guarigione e sul tuo benessere emotivo. Ricorda che il perdono non significa necessariamente riconciliazione o assoluzione per gli altri, ma piuttosto liberazione per te stesso.

Pratica la Gratitudine e l'Apprezzamento:

La pratica della gratitudine e dell'apprezzamento può aiutarti a sviluppare una prospettiva più positiva e amorevole, che facilita il perdono. Prendi il tempo per riflettere su ciò che hai da essere grato nella tua vita, anche nelle situazioni difficili. Concentrati sulle qualità positive degli altri e sugli aspetti positivi delle tue esperienze, anziché focalizzarti sulle loro mancanze o sui loro errori. La gratitudine e l'apprezzamento possono lenire il tuo cuore e aprire la strada al perdono e alla guarigione.

Pratica l'Auto-Compassione e la Gentilezza verso Te Stesso:

L'auto-compassione e la gentilezza verso te stesso sono fondamentali per il perdono.

Accetta i tuoi errori e le tue imperfezioni con gentilezza e comprensione, e trattati con la stessa compassione che riserveresti a un amico in difficoltà. Perdonati per i tuoi errori passati e impara a lasciar andare la colpa e l'autorimprovero. La pratica dell'auto-compassione ti aiuta a guarire le ferite emotive e a liberare il tuo cuore dal peso del rancore e della colpa.

Impegnati Attivamente nel Processo di Perdono:

Il perdono è un processo attivo che richiede impegno e consapevolezza costanti. Impegnati attivamente nel processo di perdono, anche quando è difficile o doloroso. Affronta i tuoi sentimenti di rabbia, dolore e paura con coraggio e compassione, e lavora costantemente per lasciar andare il passato e abbracciare il presente con apertura e fiducia. Sii paziente con te stesso e con gli altri mentre navighi attraverso il processo di perdono, e ricorda che è un viaggio che richiede tempo e impegno.

Ricorda che il Perdono è un Atto di Libertà e di Autoguarigione:

Infine, ricorda che il perdono è un atto di libertà e di autoguarigione che ti consente di liberare il passato e di abbracciare il presente con gioia e gratitudine.

Lascia andare il rancore e la colpa, e apri il tuo cuore alla possibilità di una vita piena di amore, compassione e gioia. Il perdono è un dono che ti fai a te stesso e agli altri, e porta con sé la promessa di una vita più felice e appagante.

Esercizi per Imparare a Perdonare e Liberarti dal Peso del Rancore e della Colpa:

1. ***Auto-Riflessione:***
   Dedica del tempo a riflettere sulle situazioni passate che ti causano dolore o rabbia. Identifica i sentimenti di rancore, colpa o risentimento che provi e prendi coscienza del loro impatto sulla tua vita presente.

2. ***Comprendi il Perdono:***
   Approfondisci la comprensione del perdono e dei suoi benefici. Studia le filosofie religiose, spirituali o psicologiche sul perdono e rifletti su come potresti applicare queste idee alla tua situazione personale.

3. ***Pratica la Compassione:***
   Coltiva la compassione per te stesso e per gli altri. Riconosci che tutti gli esseri umani sono imperfetti e soggetti a errori, e cerca di sviluppare un atteggiamento di accettazione e gentilezza nei loro confronti.

4. ***Scrivi una Lettera di Perdono:***
Scrivi una lettera di perdono a te stesso o alla persona che senti di dover perdonare. Esprimi i tuoi sentimenti sinceramente e apertamente, e sii disposto a lasciare andare il rancore o la colpa che hai tenuto dentro di te.

5. ***Visualizzazione del Perdono:***
Pratica la visualizzazione del perdono, immaginando di liberarti dal peso emotivo del rancore o della colpa. Visualizza te stesso o la persona che desideri perdonare, e immagina di lasciare andare tutte le emozioni negative legate alla situazione.

6. ***Affronta il Passato:***
Affronta il passato con coraggio e onestà, riconoscendo i tuoi errori o quelli degli altri e cercando di imparare dalle esperienze passate.
Accetta il fatto che il passato non può essere cambiato e concentrati sul costruire un futuro più positivo.

7. ***Pratica la Gentilezza verso Te Stesso:***
Pratica la gentilezza verso te stesso, riconoscendo che meriti di essere libero dal peso del rancore e della colpa. Trattati con amore e compassione, e ricorda che perdonare te stesso è un passo essenziale verso il perdono degli altri.

8. ***Risveglia la Tua Gratitudine:***
Coltiva la gratitudine per le esperienze positive nella tua vita, anche durante i momenti difficili. Riconosci le lezioni che hai imparato dalle situazioni dolorose e ringrazia per le opportunità di crescita personale che ti hanno offerto.

9. ***Sii Aperto al Cambiamento:***
Sii aperto al cambiamento e alla trasformazione interiore che il perdono può portare nella tua vita. Riconosci che perdonare non significa necessariamente dimenticare, ma piuttosto lasciar andare il peso emotivo legato al passato.

10. ***Cerca Supporto:***
Cerca supporto da amici, familiari o professionisti della salute mentale se stai lottando per perdonare. Parla apertamente dei tuoi sentimenti e delle tue sfide e chiedi consigli e sostegno nel tuo percorso verso il perdono e la guarigione emotiva.

Conclusione:

In conclusione, imparare a perdonare se stessi e gli altri è un atto di grande coraggio e compassione che porta beneficio alla nostra salute mentale, emotiva e relazionale.

Comprendere l'importanza del perdono, esplorare le radici del rancore e della colpa, praticare l'empatia e la compassione, lasciar andare il bisogno di vendetta o punizione, praticare la gratitudine e l'apprezzamento, l'auto-compassione e la gentilezza verso te stesso, impegnarti attivamente nel processo di perdono e ricordare che il perdono è un atto di libertà e di autoguarigione sono passaggi fondamentali per liberarti dal peso del passato e abbracciare una vita piena di amore, gioia e gratitudine.

CAPITOLO 15. Limita l'Esposizione alle Notizie Negative o Tossiche: Proteggi la Tua Salute Mentale e Emotiva da Influenze Dannose

Viviamo in un'era in cui siamo costantemente bombardati da notizie e informazioni, molte delle quali possono essere negative o tossiche per la nostra salute mentale ed emotiva. Limitare l'esposizione a questo tipo di contenuti è essenziale per proteggere il nostro benessere complessivo. Questo capitolo esplorerà dettagliatamente l'importanza di gestire la nostra esposizione alle notizie negative e tossiche e fornirà consigli pratici su come farlo in modo efficace.

Comprendere l'Impatto delle Notizie Negative sulla Salute Mentale:

Le notizie negative e tossiche possono avere un impatto significativo sulla nostra salute mentale ed emotiva. L'esposizione prolungata a contenuti negativi può causare stress, ansia, depressione e disperazione. Inoltre, può influenzare la nostra percezione del mondo, portandoci a vedere tutto in modo distorto e pessimistico.

Comprendere l'importanza di proteggere la nostra salute mentale ed emotiva dalle influenze dannose delle notizie negative è il primo passo per adottare misure preventive efficaci.

Identifica le Fonti di Notizie Negative o Tossiche:

Il primo passo per limitare l'esposizione alle notizie negative è identificare le fonti che contribuiscono a questo tipo di contenuti nella tua vita. Queste fonti possono includere determinati canali televisivi, siti web di notizie, social media, gruppi di discussione online o conversazioni con determinate persone. Prenditi del tempo per valutare quali fonti di notizie ti portano maggiormente a sentirsi ansioso, stressato o depresso, e cerca di limitare la tua esposizione a queste fonti il più possibile.

Stabilisci Limiti e Confini Chiari:

Una volta identificate le fonti di notizie negative o tossiche, stabilisci limiti chiari e confini per proteggere la tua salute mentale ed emotiva. Questo potrebbe significare impostare un limite di tempo giornaliero per l'esposizione alle notizie, evitare di guardare notizie prima di andare a letto o alzarsi al mattino, o disattivare le notifiche delle notizie sui tuoi dispositivi digitali. Stabilisci regole chiare per te stesso su come e quando puoi consumare le notizie in modo da mantenere un equilibrio sano.

Curati con Notizie Positive e Ispiratrici:

Per bilanciare l'impatto delle notizie negative, curati con notizie positive e ispiratrici che nutrano il tuo spirito e la tua mente. Cerca fonti di notizie che si concentrino su storie di speranza, resilienza, compassione e cambiamento positivo nel mondo. Segui pagine sui social media, siti web o podcast che offrono contenuti motivanti e edificanti. Esponiti a storie e messaggi che ti ispirano e ti incoraggiano, e che ti aiutano a mantenere una prospettiva ottimistica e equilibrata sulla vita.

Pratica la Consapevolezza e l'Auto-Cura:

La pratica della consapevolezza e dell'autocura è essenziale quando si tratta di gestire l'esposizione alle notizie negative o tossiche. Prenditi del tempo per valutare come ti senti dopo aver consumato determinati contenuti e osserva come influenzano il tuo stato d'animo e il tuo benessere complessivo. Se noti che certe notizie ti causano stress o ansia, prendi misure per limitare la tua esposizione e proteggere la tua salute mentale ed emotiva. Trova attività e pratiche che ti aiutino a rilassarti e a rigenerarti, come la meditazione, lo yoga, l'esercizio fisico, la lettura o il tempo trascorso nella natura.

Crea uno Spazio Sicuro per Te Stesso:

Crea uno spazio sicuro per te stesso dove puoi ritirarti quando hai bisogno di allontanarti dalle notizie negative o tossiche. Questo potrebbe essere una stanza della tua casa, un angolo accogliente con una poltrona comoda e una pianta, o un luogo tranquillo all'aperto dove puoi rilassarti e rigenerarti. Fai di questo spazio un luogo di pace e tranquillità dove puoi staccare la spina e riposare la mente dal caos del mondo esterno.

Fai Attivamente Scelte Informative:

Quando scegli di consumare notizie, fallo in modo attivo e consapevole. Seleziona fonti di informazione che siano affidabili, imparziali e che presentino una panoramica equilibrata degli eventi. Evita di immergerti in cicli di notizie sensazionalistiche o sensazionali che amplificano il dramma e la negatività. Cerca notizie che ti informino in modo accurato e obiettivo senza alimentare ansia o panico.

Crea un Piano di Gestione dello Stress e dell'Ansia:

Infine, crea un piano di gestione dello stress e dell'ansia che includa strategie specifiche per affrontare i sentimenti di angoscia causati dalle notizie negative.

Questo potrebbe includere pratiche di rilassamento come la respirazione profonda, la visualizzazione guidata o la pratica della gratitudine. Trova attività che ti aiutino a ridurre lo stress e a ritrovare il tuo equilibrio interiore, e ricorda che è importante prenderti cura di te stesso durante periodi di turbolenza e incertezza.

Esercizi per Limitare l'Esposizione alle Notizie Negative o Tossiche e Proteggere la Tua Salute Mentale ed Emotiva da Influenze Dannose:

1. *Definisci i Tuoi Limiti:*
   Rifletti sui tipi di notizie o contenuti che influenzano negativamente il tuo stato d'animo e la tua prospettiva sulla vita. Identifica i temi o gli argomenti che desideri limitare o evitare completamente.

2. *Crea un Piano di Limitazione delle Notizie:*
   Sviluppa un piano per limitare la tua esposizione alle notizie negative o tossiche. Decidi quanto tempo desideri dedicare alla lettura delle notizie ogni giorno e quali fonti di informazione ritieni più affidabili e positive.

3. ***Limita il Tempo sui Social Media:***
Imposta limiti di tempo sull'uso dei social media e riduci la frequenza con cui controlli le notizie sui social network. Utilizza le impostazioni di notifica per limitare le interruzioni eccessive e impegnati a trascorrere del tempo offline ogni giorno.

4. ***Fai una Pulizia Digitale:***
Elimina o nascondi dalle tue piattaforme sociali le pagine o gli account che diffondono notizie negative o tossiche. Fai una pulizia digitale regolare per garantire che il tuo feed sia pieno di contenuti positivi e costruttivi.

5. ***Scegli Fonti di Notizie Positive:***
Cerca fonti di notizie che offrano contenuti equilibrati e positivi.
Segui giornalisti o organizzazioni che si concentrano su storie di speranza, resilienza e soluzioni, anziché solo sui problemi.

6. ***Limita la Discussione su Argomenti Negativi:***
Evita di coinvolgerti in discussioni negative o polarizzanti su argomenti che possono causare stress o ansia. Focalizzati su conversazioni costruttive e positivi con gli altri.

7. **Pratica la Mediazione:**
Pratica la mediazione mentale o la mindfulness per sviluppare una maggiore consapevolezza delle tue reazioni emotive alle notizie. Impara a riconoscere quando le notizie ti provocano stress o ansia e utilizza tecniche di respirazione profonda o di focalizzazione per ritrovare la calma.

8. **Stabilisci Limiti di Tempo per le Notizie:**
Imposta limiti di tempo specifici per la lettura delle notizie, ad esempio 15-30 minuti al giorno, e rispetta questi limiti. Evita di controllare costantemente le notizie e scegli momenti specifici della giornata per aggiornarti sulle ultime informazioni.

9. **Focalizzati sulle Buone Notizie:**
Cerca attivamente storie positive e ispiranti che ti aiutino a mantenere una prospettiva ottimista sulla vita. Leggi articoli o guarda video che celebrano le buone azioni delle persone e le vittorie della comunità.

10. **Condividi Contenuti Positivi:**
Contribuisci a diffondere un'atmosfera positiva online condividendo notizie incoraggianti e messaggi di speranza con i tuoi amici e seguaci. La condivisione di contenuti positivi può contribuire a creare un ambiente più sano e costruttivo sui social media e oltre.

Conclusione:

In conclusione, limitare l'esposizione alle notizie negative o tossiche è essenziale per proteggere la tua salute mentale ed emotiva da influenze dannose.

Comprendere l'importanza di gestire la tua esposizione alle notizie negative, identificare le fonti di notizie tossiche, stabilire limiti chiari, curarti con notizie positive, praticare la consapevolezza e l'autocura, creare uno spazio sicuro per te stesso, fare scelte informative attive e creare un piano di gestione dello stress e dell'ansia sono passaggi fondamentali per mantenere un equilibrio sano e una prospettiva ottimistica sulla vita.

CAPITOLO 16. Trascorri del Tempo nella Natura: Ripristina il Tuo Benessere Mentale ed Emotivo Attraverso il Contatto con l'Ambiente Naturale

La natura offre un rifugio prezioso per rigenerare il corpo, la mente e lo spirito. Trascorrere del tempo immersi nella bellezza e nella tranquillità degli ambienti naturali può avere un impatto positivo sul nostro benessere mentale ed emotivo. Questo capitolo esplorerà dettagliatamente i benefici di trascorrere del tempo nella natura e fornirà consigli pratici su come integrare questa pratica nella tua vita quotidiana.

Benefici del Contatto con la Natura:

Il contatto con la natura è associato a una serie di benefici per il benessere mentale ed emotivo. Studi scientifici hanno dimostrato che trascorrere del tempo nella natura può ridurre lo stress, l'ansia e la depressione, migliorare l'umore e la concentrazione, aumentare la creatività e la vitalità, e promuovere la sensazione di connessione e di armonia con l'ambiente circostante.

Inoltre, la natura offre uno spazio di riflessione e di rigenerazione che ci permette di staccare la spina dalla frenesia della vita quotidiana e di riconnetterci con noi stessi e con il mondo naturale.

Esplora Ambienti Naturali Diversificati:

Esplorare una varietà di ambienti naturali è fondamentale per sperimentare i benefici del contatto con la natura. Questo potrebbe includere passeggiate nei boschi, escursioni in montagna, giri in bicicletta lungo percorsi naturali, nuotate in mare o in laghi, picnic in parchi, giardini botanici o riserve naturali. Scegli ambienti che ti ispirano e ti rilassano, e che offrono una varietà di esperienze sensoriali, come il suono degli uccelli, il profumo dei fiori, la sensazione del sole sulla pelle e la vista di paesaggi mozzafiato.

Pratica la Consapevolezza e la Presenza nel Momento:

Quando sei immerso nella natura, pratica la consapevolezza e la presenza nel momento presente. Prenditi del tempo per osservare i dettagli intorno a te, come la forma delle foglie, il colore dei fiori, il movimento delle nuvole nel cielo e il suono del vento tra gli alberi.

Coltiva una sensazione di gratitudine e di meraviglia per la bellezza e la maestosità della natura, e lasciati assorbire completamente dalla tua esperienza sensoriale.

Sii Attivo e Coinvolto in Attività all'Aperto:

Essere attivi e coinvolto in attività all'aperto è un ottimo modo per trascorrere del tempo nella natura e migliorare il tuo benessere complessivo. Pratica attività come il trekking, il ciclismo, il nuoto, il canottaggio, lo yoga all'aperto o il giardinaggio. Queste attività non solo ti consentono di goderti i benefici del contatto con la natura, ma anche di muovere il corpo, ridurre lo stress e migliorare la tua salute fisica.

Fai una Pausa Tecnologica e Scollegati:

Quando trascorri del tempo nella natura, fai una pausa dalla tecnologia e scollegati dai dispositivi digitali. Lascia il telefono a casa o spegnilo per un po' e immergiti completamente nell'esperienza naturale. Riduci al minimo le distrazioni e le interruzioni esterne per permetterti di connetterti profondamente con l'ambiente circostante e con te stesso.

Pratica Attività di Consapevolezza e Meditazione:

Praticare attività di consapevolezza e meditazione nella natura può amplificare i benefici del contatto con l'ambiente naturale. Dedica del tempo a pratiche come la meditazione camminata, la yoga all'aperto o la consapevolezza del respiro in un ambiente naturale. Queste pratiche ti aiutano a calmar la mente, a ridurre lo stress e a connetterti più profondamente con la natura e con te stesso.

Trascorri del Tempo nella Natura con Altre Persone:

Condividere l'esperienza di trascorrere del tempo nella natura con altre persone può arricchire la tua esperienza e rafforzare i legami sociali. Organizza escursioni o picnic con amici, familiari o colleghi di lavoro, e goditi il tempo insieme all'aria aperta. Condividere momenti di gioia e meraviglia nella natura con gli altri crea un senso di connessione e appartenenza che nutre il tuo benessere emotivo.

Integra la Natura nella Tua Vita Quotidiana:

Infine, cerca modi per integrare la natura nella tua vita quotidiana anche quando non hai la possibilità di trascorrere del tempo all'aperto.

Porta piante in casa o sul tuo posto di lavoro, apri le finestre per far entrare luce e aria fresca, e goditi spazi verdi come parchi o giardini urbani durante le pause pranzo o le passeggiate quotidiane.
Anche piccoli atti di connessione con la natura possono avere un impatto significativo sul tuo benessere mentale ed emotivo.

Esercizi per Trascorrere del Tempo nella Natura e Ripristinare il Tuo Benessere Mentale ed Emotivo Attraverso il Contatto con l'Ambiente Naturale:

1. *Passeggiate nella Natura:*
   Dedica del tempo a fare passeggiate nella natura, sia in parchi cittadini che in aree selvagge. Concediti almeno 30 minuti al giorno per immergerti nell'ambiente naturale, respirando aria fresca e osservando gli elementi naturali circostanti.

2. *Meditazione all'Aperto:*
   Pratica la meditazione o la respirazione consapevole all'aperto, trovando un luogo tranquillo e isolato dove puoi sederti comodamente e concentrarti sul respiro e sui suoni della natura circostante.

3. *Escursioni in Montagna o Camminate Boschive:*
Organizza escursioni in montagna o camminate boschive per esplorare nuovi ambienti naturali e godere della bellezza e della tranquillità dell'ambiente naturale. Porta con te uno zaino con acqua, cibo leggero e altri articoli essenziali e goditi l'avventura.

4. *Giardinaggio o Coltivazione di Piante:*
Dedica del tempo al giardinaggio o alla cura delle piante sul balcone o in giardino. Lavorare con la terra e osservare il ciclo di vita delle piante può essere terapeutico e gratificante, oltre a connetterti direttamente con la natura.

5. *Picnic in Famiglia o con gli Amici:*
Organizza picnic in luoghi naturali come parchi, spiagge o prati. Invita familiari o amici e trascorri del tempo all'aperto godendo di cibo sano, conversazioni piacevoli e l'energia positiva della natura.

6. *Attività all'Aperto:*
Partecipa ad attività all'aperto come canottaggio, nuoto, arrampicata, ciclismo o birdwatching. Scegli un'attività che ti piace e che ti permetta di godere appieno dell'ambiente naturale circostante.

7. ***Scrittura o Disegno nella Natura:***
Porta con te un quaderno o un taccuino e trascorri del tempo nella natura scrivendo, disegnando o dipingendo ciò che vedi e sperimenti. Questa pratica ti permetterà di esprimere la tua creatività e di riflettere sulle tue esperienze in natura.

8. ***Yoga all'Aperto:***
Pratica lo yoga all'aperto, preferibilmente su un prato o sulla sabbia. Utilizza la natura circostante come sfondo per le tue pratiche di yoga, sfruttando il suolo naturale per la stabilità e l'equilibrio.

9. ***Campeggio o Escursioni Notturne:***
Organizza viaggi di campeggio o escursioni notturne per godere della bellezza del cielo stellato e della quiete della natura durante le ore serali. Assicurati di portare con te l'equipaggiamento necessario per una permanenza sicura e confortevole.

10. ***Fotografia Naturalistica:***
Esplora la fotografia naturalistica, catturando la bellezza degli ambienti naturali che incontri durante le tue escursioni.
Utilizza la fotografia come mezzo per esprimere la tua connessione con la natura e per condividere la sua bellezza con gli altri

Conclusione:

In conclusione, trascorrere del tempo nella natura è un modo potente per rigenerare la tua energia e promuovere il tuo benessere mentale ed emotivo. Esplorare ambienti naturali diversificati, praticare la consapevolezza e la presenza nel momento, essere attivi e coinvolto in attività all'aperto, fare una pausa tecnologica e scollegarsi, praticare attività di consapevolezza e meditazione, trascorrere del tempo nella natura con altre persone e integrare la natura nella tua vita quotidiana sono modi efficaci per godere dei benefici del contatto con l'ambiente naturale e vivere una vita più equilibrata e soddisfacente.

CAPITOLO 17. Stabilisci Obiettivi Realistici e Lavora Costantemente per Raggiungerli: Il Percorso Verso il Successo Personale e Professionale

Stabilire obiettivi realistici e impegnarsi costantemente per raggiungerli è una parte fondamentale del percorso verso il successo personale e professionale. Questo capitolo esplorerà dettagliatamente l'importanza di stabilire obiettivi realistici, fornirà consigli pratici su come farlo in modo efficace e offrirà strategie per mantenere la motivazione e l'impegno nel perseguimento dei tuoi obiettivi.

Comprendere l'Importanza degli Obiettivi:

Gli obiettivi fungono da bussola nella nostra vita, fornendo una direzione chiara e un senso di scopo. Stabilire obiettivi realistici e significativi ci aiuta a concentrare la nostra energia e le nostre risorse su ciò che è veramente importante per noi, permettendoci di fare progressi tangibili verso i nostri sogni e aspirazioni.

Identifica i Tuoi Valori e Priorità:

Prima di stabilire gli obiettivi, è importante identificare i tuoi valori e le tue priorità nella vita. Chiediti quali sono le cose che ti motivano e ti ispirano, e quali sono le aree della tua vita che desideri migliorare o sviluppare ulteriormente. Questa auto-riflessione ti aiuterà a definire obiettivi che sono veramente significativi per te e in linea con ciò che desideri ottenere.

Sii Specifico e Misurabile:

Quando stabilisci gli obiettivi, assicurati che siano specifici e misurabili in modo che tu possa valutare il tuo progresso e mantenere la tua motivazione. Piuttosto che fissare obiettivi vaghi come "essere più felice", identifica obiettivi concreti e tangibili come "dedicare 30 minuti al giorno a un'attività che mi piace" o "raggiungere un certo livello di competenza in una determinata abilità".

Sii Realistico e Attuabile:

È importante stabilire obiettivi realistici e attuabili che siano in linea con le tue capacità, risorse e vincoli temporali. Evita di impostare obiettivi irraggiungibili o troppo ambiziosi che potrebbero portare a frustrazione e disillusione. Scegli obiettivi che sfidino e spingano i tuoi limiti, ma che siano anche ragionevoli e fattibili con impegno e determinazione.

Dividi gli Obiettivi in Passi Incrementali:

Per rendere gli obiettivi più gestibili e realizzabili, suddividili in passi incrementali e progressivamente più piccoli. Questo ti aiuterà a mantenere il focus e la motivazione mentre lavori verso il tuo obiettivo principale, e ti permetterà di celebrare i successi lungo il percorso. Ad esempio, se il tuo obiettivo è perdere peso, potresti suddividerlo In obiettivi settimanali di perdita di peso o di adozione di abitudini alimentari più sane.

Mantieni un Piano d'Azione e Monitora il Tuo Progresso:

Una volta stabiliti gli obiettivi, crea un piano d'azione dettagliato che delinei le azioni specifiche che devi intraprendere per raggiungerli. Pianifica le tue attività quotidiane e settimanali in modo da dedicare tempo e risorse al perseguimento dei tuoi obiettivi. Monitora regolarmente il tuo progresso e apporta eventuali aggiustamenti al tuo piano d'azione in base alle tue esperienze e ai risultati ottenuti.

Cerca Supporto e Responsabilità:

Cercare supporto e responsabilità può essere fondamentale per mantenere la motivazione e l'impegno nel perseguimento dei tuoi obiettivi.

Condividi i tuoi obiettivi con amici, familiari o colleghi di lavoro di fiducia e chiedi loro di sostenerli e incoraggiarti lungo il percorso. Considera anche la possibilità di trovare un partner di responsabilità con cui condividere i tuoi progressi e le tue sfide, e che ti aiuti a rimanere responsabile dei tuoi obiettivi.

Sii Flessibile e Adattabile:

La vita è piena di imprevisti e cambiamenti, quindi è importante essere flessibili e adattabili nei confronti dei tuoi obiettivi. Se incontri ostacoli o deviazioni lungo il percorso, non ti scoraggiare o arrenderti. Piuttosto, cerca soluzioni alternative e apporta eventuali aggiustamenti ai tuoi obiettivi e al tuo piano d'azione in base alle circostanze.

Celebra i Successi e Impara dagli Insuccessi:

Celebra ogni successo, grande o piccolo, lungo il percorso verso il raggiungimento dei tuoi obiettivi. Prenditi il tempo per riconoscere e celebrare i tuoi progressi e le tue realizzazioni, e ricorda di ringraziare te stesso per l'impegno e la determinazione che hai dimostrato. Inoltre, impara dagli insuccessi e dalle sfide che incontri lungo il percorso, e utilizza queste esperienze come opportunità di crescita e di miglioramento.

Mantieni la Motivazione e l'Impegno nel Lungo Termine:

Infine, mantieni la motivazione e l'impegno nel lungo termine impegnandoti costantemente nel processo di miglioramento personale e professionale. Fai della crescita e dello sviluppo una priorità nella tua vita, e continua a cercare nuove sfide e opportunità che ti permettano di crescere e progredire. Ricorda che il successo è un viaggio continuo e che richiede impegno, perseveranza e resilienza nel lungo termine.

Esercizi per Stabilire Obiettivi Realistici e Lavorare Costantemente per Raggiungerli:

1. ***Riflessione sui Tuoi Valori e Interessi:***
   Prenditi del tempo per riflettere sui tuoi valori personali e professionali, nonché sui tuoi interessi e passioni. Chiediti quali obiettivi sono veramente significativi per te e come si allineano con ciò che più ti importa nella vita.

2. ***Definizione degli Obiettivi SMART:***
   Utilizza il metodo SMART (Specifici, Misurabili, Attuabili, Realistici, Temporizzati) per definire chiaramente i tuoi obiettivi.
   Assicurati che gli obiettivi siano specifici, quantificabili e realistici, e stabilisci una scadenza per il loro raggiungimento.

3. ***Fissare Obiettivi a Breve e Lungo Termine:***
Suddividi i tuoi obiettivi in obiettivi a breve termine (settimanali o mensili) e obiettivi a lungo termine (annuali o pluriennali). Questo ti aiuterà a mantenere il focus sulle azioni immediate necessarie per progredire verso i tuoi obiettivi a lungo termine.

4. ***Pianificazione Strategica:***
Crea un piano dettagliato per raggiungere i tuoi obiettivi, identificando le azioni specifiche che devi compiere e le risorse necessarie per farlo. Suddividi le azioni in passi pratici e assegna loro una scadenza per tenerti responsabile.

5. ***Monitoraggio dei Progressi:***
Tieni traccia dei tuoi progressi regolarmente, annotando i successi raggiunti e le sfide incontrate lungo il percorso. Utilizza strumenti come un diario, un foglio di calcolo o un'app per il monitoraggio dei progressi per visualizzare i tuoi risultati e adattare il tuo piano di conseguenza.

6. ***Flessibilità e Adattamento:***
Sii flessibile nel tuo approccio e pronto ad adattare il tuo piano in base alle circostanze e ai cambiamenti nel tempo.

Se incontri ostacoli o deviazioni dal percorso previsto, valuta le tue opzioni e apporta le modifiche necessarie per continuare a progredire.

7. ***Celebrazione dei Successi Intermedi:***
Celebra i successi intermedi lungo il percorso verso i tuoi obiettivi. Riconoscere e celebrare i progressi raggiunti ti motiverà a continuare a lavorare duramente e ti ricorderà che stai facendo dei passi avanti nella direzione giusta.

8. ***Coinvolgi un Partner di Responsabilità:***
Trova un partner di responsabilità, come un amico, un familiare o un collega, con cui condividere i tuoi obiettivi e il tuo piano per raggiungerli. Questa persona può tenerti responsabile e offrire sostegno e incoraggiamento lungo il percorso.

9. ***Auto-Riflessione e Valutazione Periodica:***
Fai regolarmente auto-riflessione e valutazione del tuo progresso verso gli obiettivi.
Chiediti se stai ancora lavorando verso ciò che è veramente importante per te e se i tuoi obiettivi rimangono rilevanti e significativi nella tua vita.

10. ***Persistenza e Determinazione:***
Mantieni una mentalità positiva e persistente, anche quando incontri sfide o ostacoli lungo il percorso. La determinazione e la perseveranza sono chiavi per raggiungere i tuoi obiettivi, quindi continua a lavorare duramente e a credere nel tuo potenziale di successo.

Conclusione:

In conclusione, stabilire obiettivi realistici e lavorare costantemente per raggiungerli è fondamentale per il successo personale e professionale. Comprendere l'importanza degli obiettivi, identificare i tuoi valori e priorità, essere specifici e misurabili, essere realistici e attuabili, suddividere gli obiettivi in passi incrementali, mantenere un piano d'azione, cercare supporto e responsabilità, essere flessibili e adattabili, celebrare i successi e imparare dagli insuccessi e mantenere la motivazione e l'impegno nel lungo termine sono passaggi fondamentali per perseguire i tuoi sogni e raggiungere il tuo pieno potenziale.

CAPITOLO 18. Riduci al Minimo il Tempo Trascorso sui Social Media: Come Investire in Interazioni Faccia a Faccia per Migliorare il Tuo Benessere Sociale ed Emotivo

Nell'era digitale, trascorriamo sempre più tempo sui social media, ma questo può avere conseguenze negative sulla nostra salute mentale, emotiva e sociale. Ridurre al minimo il tempo trascorso sui social media e investirlo invece in interazioni faccia a faccia può portare a numerosi benefici per il benessere personale. In questo capitolo, esploreremo l'importanza di questa pratica e forniremo consigli pratici su come farlo efficacemente.

Comprendere l'Impatto dei Social Media sulla Salute Mentale:

I social media possono influenzare negativamente il nostro umore, la nostra autostima e il nostro senso di benessere. La costante esposizione a contenuti filtrati, comparazioni sociali e dipendenza da like e condivisioni può contribuire allo stress, all'ansia e alla depressione.

Comprendere l'effetto nocivo dei social media sulla nostra salute mentale è il primo passo per adottare un approccio più equilibrato nell'utilizzo di queste piattaforme.

Valuta il Tuo Utilizzo dei Social Media:

Prima di apportare cambiamenti al tuo utilizzo dei social media, prenditi del tempo per valutare quanto tempo trascorri su queste piattaforme e in che modo influenzano la tua vita quotidiana. Tieni traccia del tempo che passi a sfogliare i feed, a guardare video o a interagire con altri utenti. Chiediti anche come ti senti dopo aver trascorso del tempo sui social media e se hai la sensazione che questo influenzi negativamente il tuo umore o il tuo benessere complessivo.

Stabilisci Obiettivi di Riduzione:

Una volta che hai valutato il tuo utilizzo dei social media, stabilisci obiettivi realistici di riduzione del tempo trascorso su queste piattaforme. Ad esempio, potresti impostare un limite di tempo giornaliero o settimanale per l'utilizzo dei social media, o pianificare periodi di disintossicazione digitale durante i quali ti disconnetti completamente da queste piattaforme per un determinato periodo di tempo. Fissa obiettivi misurabili e impegnati a seguirli con determinazione.

Identifica Alternative alle Interazioni sui Social Media:

Una volta che hai ridotto il tempo trascorso sui social media, identifica alternative significative per riempire quel tempo con interazioni faccia a faccia e attività gratificanti. Cerca modi per connetterti con gli altri nella vita reale, come organizzare incontri con amici o familiari, partecipare a eventi comunitari o svolgere attività sociali e ricreative che ti interessano. Investire tempo ed energia nelle relazioni faccia a faccia può portare a una maggiore soddisfazione e benessere emotivo.

Crea una Routine di Disconnessione Digitale:

Per ridurre al minimo il tempo trascorso sui social media, crea una routine di disconnessione digitale che ti aiuti a mantenere il focus sulle interazioni offline. Ad esempio, evita di controllare i social media durante i pasti, prima di andare a letto o subito dopo il risveglio. Utilizza questi momenti per impegnarti in attività che favoriscano il contatto umano e il benessere mentale, come conversazioni significative, esercizio fisico o momenti di relax e riflessione.

Utilizza Strumenti di Gestione del Tempo:

Esistono numerosi strumenti e applicazioni disponibili che possono aiutarti a gestire il tempo trascorso sui social media e a mantenere il controllo sul tuo utilizzo di queste piattaforme. Ad esempio, puoi impostare timer o avvisi per limitare il tempo che passi sui social media, utilizzare app che monitorano e analizzano il tuo utilizzo dei social media, o attivare funzionalità di limitazione del tempo disponibili su molte piattaforme di social media.

Pratica la Consapevolezza e l'Auto-Riflessione:

La consapevolezza e l'auto-riflessione sono fondamentali quando si tratta di ridurre al minimo il tempo trascorso sui social media. Prenditi del tempo per osservare come ti senti quando utilizzi queste piattaforme e come influenzano la tua vita quotidiana e le tue relazioni. Chiediti se l'utilizzo dei social media aggiunge valore alla tua vita o se potrebbe essere meglio investire il tempo altrove. La consapevolezza di queste dinamiche può aiutarti a prendere decisioni più consapevoli e informate sul tuo utilizzo dei social media.

Crea un Ambiente Digitale Salutare:

Infine, crea un ambiente digitale salutare che supporti il tuo obiettivo di ridurre il tempo trascorso sui social media.

Ciò potrebbe includere la modifica delle impostazioni di notifica per ridurre le interruzioni, la rimozione delle app di social media dallo schermo principale del tuo telefono o la creazione di uno spazio senza tecnologia in casa dove puoi ritirarti per disconnetterti dal mondo digitale e connetterti con te stesso e con gli altri.

Esercizi per Ridurre al Minimo il Tempo Trascorso sui Social Media e Investire in Interazioni Faccia a Faccia per Migliorare il Tuo Benessere Sociale ed Emotivo:

1. ***Analizza il Tuo Utilizzo dei Social Media:*** Inizia con una valutazione onesta del tuo attuale utilizzo dei social media. Tieni traccia del tempo che trascorri su piattaforme come Facebook, Instagram, Twitter e TikTok, identificando eventuali schemi o abitudini dannose.

2. ***Stabilisci Obiettivi di Riduzione:*** Definisci obiettivi chiari e realistici per ridurre il tempo trascorso sui social media. Ad esempio, potresti impegnarti a limitare l'uso dei social media a un certo numero di minuti al giorno o a periodi specifici durante la giornata.

3. ***Crea una Routine Senza Social Media:***
   Sviluppa una routine giornaliera che includa momenti senza social media. Ad esempio, assegna del tempo al mattino e alla sera per attività offline come leggere, fare una passeggiata o praticare la meditazione, senza controllare i social media.

4. ***Imposta Limiti di Utilizzo:***
   Utilizza le impostazioni di limitazione del tempo disponibili sulle piattaforme di social media o utilizza app di terze parti per impostare limiti di tempo giornalieri sull'uso delle app. Questo ti aiuterà a mantenere il controllo del tuo tempo online.

5. ***Sperimenta un Giorno Senza Social Media:***
   Scegli una giornata della settimana per sperimentare un "giorno senza social media". Usa questa giornata per dedicarti completamente ad attività offline, come incontrare amici, fare escursioni o partecipare a hobby.

6. ***Coinvolgi Amici e Familiari:***
   Coinvolgi amici e familiari nel tuo obiettivo di ridurre il tempo sui social media. Organizza incontri faccia a faccia con loro e incoraggiali a partecipare a attività che non coinvolgono i social media, come giochi da tavolo, sport o picnic.

7. *Partecipa a Gruppi di Supporto:*
   Cerca gruppi di supporto online o offline per coloro che desiderano ridurre l'uso dei social media. Condividere le tue esperienze con gli altri e ricevere supporto e incoraggiamento può rendere più facile il processo di riduzione del tempo sui social media.

8. *Pratica la Consapevolezza:*
   Pratica la consapevolezza quando utilizzi i social media, osservando le tue reazioni emotive e fisiche mentre scorri il feed. Fai pause regolari per chiederti se ciò che stai facendo ti sta realmente portando gioia o se è solo una fonte di stress o frustrazione.

9. *Sviluppa Interazioni Faccia a Faccia:*
   Investi tempo ed energie nelle interazioni faccia a faccia con gli altri. Organizza incontri con amici, colleghi o persone con interessi simili per condividere esperienze e creare connessioni significative nella vita reale.

10. *Valuta i Benefici dell'Interazione Faccia a Faccia:*
    Rifletti sui benefici delle interazioni faccia a faccia rispetto alle interazioni sui social media. Considera come le interazioni personali possono arricchire la tua vita sociale, emotiva e mentale in modi che i social media non possono replicare

Conclusione:

In conclusione, ridurre al minimo il tempo trascorso sui social media e investirlo in interazioni faccia a faccia è fondamentale per migliorare il benessere sociale ed emotivo.
Comprendere l'effetto nocivo dei social media sulla salute mentale, stabilire obiettivi di riduzione, identificare alternative significative, creare una routine di disconnessione digitale, utilizzare strumenti di gestione del tempo, praticare la consapevolezza e l'auto-riflessione e creare un ambiente digitale salutare sono strategie efficaci per raggiungere questo obiettivo e vivere una vita più equilibrata e soddisfacente.

CAPITOLO 19. Nutri il Tuo Corpo con Cibo Sano e Bilanciato: Fondamenta per il Benessere Fisico e Mentale

L'alimentazione svolge un ruolo cruciale nel mantenimento della salute fisica e mentale. Nutrire il tuo corpo con cibo sano e bilanciato fornisce al tuo organismo i nutrienti necessari per funzionare al meglio, oltre a influenzare il tuo stato d'animo, i livelli di energia e la tua capacità cognitiva. Questo capitolo esplorerà l'importanza di una dieta equilibrata, fornendo consigli pratici su come adottare abitudini alimentari sane e sostenibili.

Comprendere l'Importanza di una Dieta Equilibrata:

Una dieta equilibrata fornisce al tuo corpo una vasta gamma di nutrienti essenziali, inclusi carboidrati, proteine, grassi sani, vitamine e minerali. Questi nutrienti sono fondamentali per supportare funzioni vitali come la digestione, il metabolismo, la salute del cuore, la funzione cerebrale e il sistema immunitario. Una dieta equilibrata è anche cruciale per mantenere un peso corporeo sano e prevenire malattie croniche come diabete, obesità e malattie cardiache.

Pianifica i Pasti in Anticipo:

Pianificare i pasti in anticipo è fondamentale per adottare abitudini alimentari sane e bilanciate. Prenditi del tempo per pianificare i pasti settimanali, tenendo conto delle tue preferenze alimentari, del tuo stile di vita e delle tue esigenze nutrizionali. Scegli una varietà di alimenti provenienti da tutte le categorie alimentari, inclusi frutta, verdura, cereali integrali, proteine magre e grassi sani, e crea un piano alimentare che ti aiuti a raggiungere i tuoi obiettivi di salute.

Fai Scelte Alimentari Consapevoli:

Quando fai la spesa o scegli cosa mangiare, fai scelte alimentari consapevoli che supportino la tua salute e il tuo benessere. Preferisci alimenti freschi e non processati rispetto a quelli confezionati e trasformati, e leggi attentamente le etichette nutrizionali per identificare gli ingredienti e i valori nutrizionali. Opta per fonti di proteine magre, come carne bianca, pesce, legumi e tofu, e privilegia i cereali integrali rispetto ai carboidrati raffinati.

Aumenta il Consumo di Frutta e Verdura:

Frutta e verdura sono ricche di vitamine, minerali, antiossidanti e fibre, che sono essenziali per la salute generale del corpo.

Cerca di includere una varietà di frutta e verdura di diversi colori nella tua dieta quotidiana, poiché ogni colore fornisce nutrienti specifici che supportano la tua salute. Puoi aggiungere frutta fresca al tuo yogurt o cereali per la colazione, aggiungere verdure a foglia verde alle tue insalate o consumare snack di verdure crude durante il giorno.

Bilancia le Porzioni e Riduci Il Consumo di Alimenti Processati:

Mantenere un equilibrio nelle porzioni è importante per evitare l'eccesso di calorie e mantenere un peso corporeo sano. Usa piatti più piccoli e porzioni controllate per aiutarti a moderare il consumo di cibo durante i pasti. Riduci il consumo di alimenti ad alto contenuto di zuccheri aggiunti, grassi saturi e sodio, come cibi fritti, snack confezionati, dolci e bevande zuccherate, che possono contribuire a problemi di salute come obesità, diabete e malattie cardiache.

Bevi Molta Acqua e Limita il Consumo di Bevande Zuccherate:

L'idratazione è essenziale per mantenere il corpo sano e funzionante al meglio.

Bevi almeno otto bicchieri d'acqua al giorno e cerca di limitare il consumo di bevande zuccherate, come soda, succhi di frutta confezionati e bevande sportive, che possono contenere un alto contenuto di zuccheri aggiunti e calorie vuote. L'acqua è la migliore scelta per mantenere l'idratazione e supportare la tua salute generale.

Cucina Più Spesso a Casa e Limita il Consumo di Cibi Pronti o Fast Food:

Cucinare a casa ti consente di avere maggiore controllo sugli ingredienti e sulle porzioni dei pasti, oltre a essere spesso più salutare e più economico rispetto al mangiare fuori. Dedica del tempo alla preparazione dei pasti a casa, sperimentando ricette nuove e creative con ingredienti freschi e nutrienti. Limita il consumo di cibi pronti o fast food, che tendono ad essere ricchi di calorie, grassi saturi e sodio.

Ascolta il Tuo Corpo e Mangia Con Sapienza:

Ascoltare il tuo corpo e mangiare con sapienza è fondamentale per mantenere un rapporto sano con il cibo e soddisfare le tue esigenze nutrizionali. Mangia lentamente e in modo consapevole, goditi ogni morso e prestare attenzione ai segnali di fame e sazietà che il tuo corpo ti invia.

Sii gentile con te stesso e concediti ogni tanto piccoli piaceri alimentari, ma cerca di mantenere un equilibrio complessivo e una dieta sana.

Ricorda l'Importanza di uno Stile di Vita Attivo:

Infine, ricorda che una dieta sana e bilanciata è solo una parte dell'equazione per una vita sana. Combina una buona alimentazione con uno stile di vita attivo e regolare attività fisica per massimizzare i benefici per la salute. Trova modi per muoverti di più durante il giorno, come camminare, fare jogging, fare yoga o partecipare a classi di fitness, e cerca di integrare l'attività fisica nella tua routine quotidiana.

Esercizi per Nutrire il Tuo Corpo con Cibo Sano e Bilanciato:

1. ***Analisi delle Abitudini Alimentari:***
   Inizia con una valutazione delle tue abitudini alimentari attuali. Tieni un diario alimentare per una settimana, annotando tutto ciò che mangi e bevi. Identifica eventuali schemi o aree in cui potresti apportare miglioramenti.

2. ***Impara sull'Alimentazione Nutriente:***
   Dedica del tempo a informarti su cosa costituisca un'alimentazione sana e bilanciata.

Studia i principi di base della nutrizione, come l'importanza di consumare una varietà di alimenti nutrienti, inclusi frutta, verdura, proteine magre, cereali integrali e grassi sani.

3. ***Pianificazione dei Pasti Salutari:***
   Sviluppa un piano settimanale per i pasti che includa una varietà di cibi nutrienti. Pianifica pasti equilibrati che includano proteine, carboidrati complessi, grassi sani e fibre, e assicurati di includere una varietà di colori e sapori.

4. ***Prepara i Pasti in Anticipo:***
   Dedica del tempo durante il fine settimana a preparare alcuni pasti in anticipo per la settimana. Prepara porzioni sane di cibi come insalate, zuppe, stufati e piatti a base di cereali integrali che puoi conservare in frigorifero o congelatore per i giorni più impegnati.

5. ***Sperimenta Nuove Ricette Salutari:***
   Esplora nuove ricette sane e gustose che ti aiutino a variare la tua dieta e a mantenere l'interesse per il cibo sano. Prova a cucinare piatti provenienti da diverse tradizioni culinarie per ampliare il tuo repertorio di opzioni alimentari.

6. ***Focalizzati sulla Consapevolezza Alimentare:***
Pratica la consapevolezza alimentare durante i pasti, prendendoti il tempo per mangiare lentamente e goderti ogni morso. Smetti di mangiare davanti alla televisione o al computer e concentra la tua attenzione sul gusto, la consistenza e il piacere del cibo.

7. ***Aumenta il Consumo di Acqua:***
Assicurati di bere abbastanza acqua durante il giorno per mantenere il corpo ben idratato. Limita il consumo di bevande zuccherate e bevande gassate, privilegiando l'acqua come bevanda principale.

8. ***Scegli Snack Salutari:***
Sostituisci gli snack non salutari con opzioni più nutrienti. Opta per snack come frutta fresca, verdure tagliate, frutta secca non salata, yogurt greco o bastoncini di carote con hummus.

9. ***Leggi le Etichette Nutrizionali:***
Impara a leggere le etichette nutrizionali degli alimenti con attenzione, prestando particolare attenzione alle dimensioni delle porzioni, al contenuto di grassi saturi, zuccheri aggiunti e sodio. Scegli cibi con ingredienti semplici e nutrienti.

10. ***Monitora i Cambiamenti Fisici e Mentali:***
Tieni traccia dei cambiamenti che sperimenti nel tuo corpo e nella tua mente quando inizi a mangiare in modo più sano. Registra eventuali miglioramenti nell'energia, umore, digestione, sonno e concentrazione, per motivarti a continuare a fare scelte alimentari sane.

Conclusione:

In conclusione, nutrire il tuo corpo con cibo sano e bilanciato è fondamentale per il benessere fisico e mentale. Comprendere l'importanza di una dieta equilibrata, pianificare i pasti in anticipo, fare scelte alimentari consapevoli, aumentare il consumo di frutta e verdura, bilanciare le porzioni, bere molta acqua, cucinare a casa, ascoltare il tuo corpo e mangiare con sapienza e ricordare l'importanza di uno stile di vita attivo sono passaggi fondamentali per adottare abitudini alimentari sane e sostenibili e vivere una vita piena di salute e vitalità.

CAPITOLO 20. Crea una Routine di Sonno Sana e Riposante per Migliorare la Tua Salute e il Tuo Benessere Generale

Il sonno svolge un ruolo fondamentale nella nostra salute fisica e mentale. Una routine di sonno sana e riposante non solo ci aiuta a ripristinare le energie, ma anche a mantenere una mente lucida e un corpo sano. In questo capitolo, esploreremo l'importanza di una buona routine di sonno e forniremo consigli pratici su come crearne una per migliorare la tua salute e il tuo benessere generale.

Comprendere l'Importanza del Sonno per la Salute e il Benessere:

Il sonno è essenziale per il nostro benessere generale, influenzando numerosi aspetti della nostra salute fisica e mentale. Durante il sonno, il nostro corpo guarisce e si rigenera, i nostri muscoli si rilassano, il cervello elabora informazioni e consolida la memoria, e il sistema immunitario si rafforza. Una mancanza di sonno adeguato può portare a una serie di problemi di salute, tra cui affaticamento, irritabilità, difficoltà di concentrazione, aumento del rischio di malattie croniche e disturbi mentali come l'ansia e la depressione.

Stabilisci un Orario Regolare per Andare a Letto e Svegliarti:

Una delle componenti fondamentali di una buona routine di sonno è stabilire un orario regolare per andare a letto e svegliarti, anche nei giorni festivi o durante il fine settimana. Mantenere un ritmo sonno-veglia costante aiuta a sincronizzare il tuo ciclo circadiano, il che significa che il tuo corpo sarà più pronto ad addormentarsi e svegliarsi alla stessa ora ogni giorno. Cerca di andare a letto e svegliarti nello stesso intervallo di tempo, anche nei giorni non lavorativi, per mantenere una coerenza nel tuo ritmo sonno-veglia.

Crea un Ambiente di Sonno Confortevole e Rilassante:

L'ambiente in cui dormi può avere un impatto significativo sulla qualità del tuo sonno. Assicurati che la tua camera da letto sia tranquilla, buia, fresca e ben ventilata per favorire un sonno profondo e riposante. Investi in un buon materasso e cuscini che supportino il tuo corpo in modo adeguato e scegli lenzuola e coperte che siano comode e accoglienti. Riduci al minimo l'esposizione alla luce e ai rumori fastidiosi, utilizzando tende oscuranti, tappi per le orecchie o macchine per il rumore bianco, se necessario, per creare un ambiente ottimale per il sonno.

Limita l'Esposizione a Dispositivi Elettronici Prima di Coricarti:

Gli schermi dei dispositivi elettronici emettono una luce blu che può interferire con la produzione di melatonina, l'ormone del sonno. Limita l'uso di smartphone, tablet, computer e televisori almeno un'ora prima di andare a letto per evitare di disturbare il tuo ritmo sonno-veglia. Se devi utilizzare dispositivi elettronici di sera, considera l'uso di filtri di luce blu o modalità notturna che riducono l'emissione di luce blu e aiutano a proteggere il tuo sonno.

Pratica Tecniche di Rilassamento Prima di Dormire:

Praticare tecniche di rilassamento prima di dormire può aiutarti a calmare la mente e il corpo e favorire un sonno più riposante. Sperimenta diverse tecniche di rilassamento, come la meditazione, la respirazione profonda, lo stretching o il rilassamento muscolare progressivo, per trovare quelle che funzionano meglio per te. Dedica almeno 15-30 minuti ogni sera a praticare queste tecniche di rilassamento prima di andare a letto per preparare il tuo corpo e la tua mente al sonno.

Limita il Consumo di Caffeina e Alcol Prima di Coricarti:

La caffeina e l'alcol possono interferire con il sonno e disturbare il tuo ciclo di sonno-veglia. Limita il consumo di caffeina nel pomeriggio e sera, evitando caffè, tè, bevande energetiche e cioccolato nelle ore che precedono il tuo orario di riposo. Inoltre, riduci al minimo il consumo di alcol, poiché anche se può aiutarti ad addormentarti più rapidamente, può disturbare il sonno profondo e causare risvegli notturni.

Esercita Regolarmente per Promuovere il Sonno di Qualità:

L'esercizio regolare è fondamentale per promuovere un sonno di qualità e migliorare la tua salute generale. Cerca di fare attività fisica durante il giorno, preferibilmente al mattino o nel pomeriggio, evitando l'esercizio intenso troppo vicino all'ora di andare a letto. L'esercizio regolare non solo ti aiuterà a sentirsi più stanco e pronto per il sonno alla fine della giornata, ma può anche aiutarti a ridurre lo stress e l'ansia, due fattori che possono interferire con il sonno.

Rispetta la Tua Routine di Sonno Anche nei Weekend:

Anche durante i giorni liberi, è importante rispettare la tua routine di sonno e mantenere un orario regolare per andare a letto e svegliarti. Resistere alla tentazione di dormire fino a tardi durante il fine settimana può aiutare a mantenere il tuo ritmo sonno-veglia costante e ridurre la possibilità di jet lag sociale, un disturbo del sonno causato da orari irregolari di sonno durante i giorni non lavorativi.

Consulta un Professionista della Salute se hai Problemi di Sonno Persistente:

Se hai difficoltà a dormire o a mantenere un sonno di qualità nonostante i tuoi sforzi per creare una routine di sonno sana, è importante consultare un professionista della salute. Un medico o uno specialista del sonno possono aiutarti a identificare e trattare eventuali disturbi del sonno sottostanti, come l'insonnia, l'apnea del sonno o il disturbo delle gambe senza riposo, e fornirti consigli e trattamenti mirati per migliorare la tua qualità del sonno e il tuo benessere generale.

Esercizi per Creare una Routine di Sonno Sana e Riposante:

1. ***Valutazione delle Abitudini di Sonno Attuali:***
   Inizia valutando le tue abitudini di sonno attuali. Tieni un diario del sonno per una settimana, annotando l'ora in cui vai a letto, quanto tempo ci metti ad addormentarti, quante ore dormi e quante volte ti svegli durante la notte.

2. ***Stabilisci un Orario Fisso per Andare a Letto e Svegliarti:***
   Fissa un orario fisso per andare a letto e svegliarti ogni giorno, anche nei fine settimana. Mantenere una routine regolare di sonno aiuta il tuo corpo a regolare il ritmo circadiano, migliorando la qualità del sonno.

3. ***Crea un Rituale di Addormentamento Rilassante:***
   Pratica un rituale di addormentamento rilassante prima di coricarti ogni notte. Questo potrebbe includere attività come leggere un libro, ascoltare musica tranquilla, fare delle respirazioni profonde o prendere una doccia calda.

4. *Limita l'Esposizione alla Luce Blu Prima di Coricarti:*
Riduci l'esposizione alla luce blu emessa dagli schermi dei dispositivi elettronici come smartphone, tablet e computer almeno un'ora prima di andare a letto. La luce blu può interferire con la produzione di melatonina, l'ormone del sonno.

5. *Mantieni la Camera da Letto Fresca, Buia e Silenziosa:*
Assicurati che la tua camera da letto sia un ambiente favorevole al sonno. Mantieni la stanza fresca, buia e silenziosa, investendo in tapparelle o mascherine per gli occhi e tappi per le orecchie se necessario.

6. *Evita Caffeina e Alcol prima di Coricarti:*
Evita di consumare bevande contenenti caffeina o alcol nelle ore precedenti al tuo momento di coricarti. Queste sostanze possono interferire con la qualità del sonno e rendere più difficile addormentarsi.

7. *Esercizio Fisico Regolare durante il Giorno:*
Pratica regolarmente attività fisica durante il giorno, preferibilmente al mattino o nel pomeriggio.
L'esercizio fisico può aiutarti a sentirsi più stanco e favorire un sonno più profondo e riposante durante la notte.

8. ***Limita i Pisolini durante il Giorno:***
Se tendi a fare pisolini durante il giorno, limita la loro durata e il loro numero. I pisolini eccessivi possono interferire con il sonno notturno e creare un ciclo di sonno disturbato.

9. ***Evita di Mangiare Pesante prima di Coricarti:***
Evita di mangiare pasti pesanti o piccanti poco prima di andare a letto, in quanto il cibo può causare indigestione e disturbi del sonno. Opta per spuntini leggeri e facili da digerire se hai fame prima di coricarti.

10. ***Pratica la Gestione dello Stress e del rilassamento:***
Pratica tecniche di gestione dello stress come la meditazione, lo yoga o la respirazione profonda prima di coricarti. Ridurre lo stress e la tensione mentale può favorire un sonno più riposante e di migliore qualità.

Conclusione:

In conclusione, creare una routine di sonno sana e riposante è fondamentale per migliorare la tua salute e il tuo benessere generale. Stabilire un orario regolare per andare a letto e svegliarti, creare un ambiente di sonno confortevole, limitare l'esposizione ai dispositivi elettronici prima di coricarti, praticare tecniche di rilassamento, limitare il consumo di caffeina e alcol, esercitare regolarmente e consultare un professionista della salute se hai problemi di sonno persistente sono passaggi fondamentali per promuovere un sonno di qualità e godere dei benefici per la salute che ne derivano.

CAPITOLO 21. Ridi e Goditi il Processo di Crescita Personale: La Gioia e l'Umorismo Come Fattori Chiave nel Percorso di Miglioramento Individuale

La crescita personale è un viaggio che può essere arricchente, ma anche impegnativo. Integrare l'umorismo e la gioia nel processo di crescita personale non solo rende il percorso più piacevole, ma può anche aumentare la resilienza, migliorare l'umore e promuovere il benessere emotivo. In questo capitolo, esploreremo l'importanza di ridere e godersi il processo di crescita personale e offriremo consigli pratici su come farlo in modo efficace.

Comprendere l'Importanza dell'Umorismo nella Crescita Personale:

L'umorismo è un potente strumento che può essere utilizzato per affrontare le sfide della vita e affrontare i momenti difficili con leggerezza e spirito. Integrare l'umorismo nel processo di crescita personale non solo aiuta a ridurre lo stress e l'ansia, ma può anche promuovere la creatività, migliorare le relazioni interpersonali e potenziare la prospettiva positiva sulla vita.

Coltiva un'Attitudine Positiva:

Una mentalità positiva è essenziale per godersi il processo di crescita personale e affrontare le sfide con ottimismo e resilienza. Cerca di trovare il lato divertente delle situazioni, anche quando le cose sembrano difficili, e adotta una prospettiva più leggera e giocosa sulla vita. Coltivare un'attitudine positiva ti aiuterà a mantenere una mentalità aperta e ottimista mentre affronti i tuoi obiettivi di crescita personale.

Trova il Divertimento nel Fallimento:

Il fallimento è inevitabile nel percorso di crescita personale, ma può essere una preziosa fonte di apprendimento e crescita se affrontato con l'atteggiamento giusto. Trova il divertimento nel fallimento, ridendo dei tuoi errori e imparando dalle tue esperienze. Ridimensiona il fallimento come un'opportunità per migliorare e progredire, piuttosto che come una sconfitta.

Coltiva un Senso dell'Assurdo:

Coltivare un senso dell'assurdo può aiutarti a prendere le cose meno seriamente e ad apprezzare l'ironia e l'ambiguità della vita. Riduci la pressione su te stesso cercando di trovare il ridicolo nelle situazioni quotidiane e ride delle situazioni assurde in cui ti trovi.

L'umorismo può aiutarti a liberare tensione e stress, consentendoti di affrontare le sfide con più leggerezza e tranquillità.

Pratica la Gratitudine e la Celebrare i Successi:

La gratitudine è un'altra chiave per godersi il processo di crescita personale e mantenere un atteggiamento positivo verso la vita. Prenditi del tempo ogni giorno per riflettere su ciò per cui sei grato e per celebrare i tuoi successi, anche quelli più piccoli. La gratitudine ti aiuta a focalizzare l'attenzione sui progressi che hai compiuto e a mantenere un atteggiamento positivo anche durante i momenti difficili.

Cerca L'umorismo Nei Momenti Difficili:

Anche nei momenti più difficili, cerca l'umorismo e il lato divertente delle situazioni. Utilizza l'umorismo come meccanismo di adattamento per affrontare lo stress e l'ansia, e cerca di trovare modi per ridere delle tue preoccupazioni e paure. Anche nelle situazioni più serie, l'umorismo può essere un potente strumento per alleggerire l'umore e mantenere una prospettiva positiva.

Condividi Il Tuo Umorismo Con Gli Altri:

Condividere il tuo umorismo con gli altri può portare gioia e felicità non solo a te stesso, ma anche agli altri intorno a te.

Ridere insieme crea un senso di connessione e comunità, e può aiutare a rafforzare i legami interpersonali. Cerca di condividere il tuo umorismo con gli amici, la famiglia e i colleghi di lavoro, e crea un ambiente in cui l'umorismo è incoraggiato e apprezzato.

Trova Momenti di Gioia nella Vita Quotidiana:

Infine, cerca di trovare momenti di gioia nella vita quotidiana e di apprezzare le piccole cose che ti portano felicità. Goditi i momenti di gioia e divertimento, anche se sono fugaci, e cerca di coltivare una mentalità di gratitudine e apprezzamento per le esperienze positive nella tua vita. Trovare la gioia nelle piccole cose ti aiuterà a mantenere un atteggiamento positivo e ottimista mentre continui il tuo percorso di crescita personale.

Esercizi per Ridi e Goditi il Processo di Crescita Personale:

1. ***Trova Momenti per Ridere Ogni Giorno:*** Dedica del tempo ogni giorno per cercare situazioni o contenuti che ti fanno ridere. Puoi guardare video comici, leggere battute o trascorrere del tempo con amici divertenti.

2. *Pratica la Gratitudine verso gli Incidenti Divertenti:*

Quando incontri situazioni comiche o imbarazzanti, anziché sentirti a disagio, impara a ridere di te stesso e ad apprezzare il momento. Questa pratica può trasformare momenti imbarazzanti in opportunità per ridere e imparare a non prendersi troppo sul serio.

3. *Partecipa a Sessioni di Yoga della Risata:*

Le sessioni di yoga della risata sono una pratica che combina la risata spontanea con esercizi di respirazione. Partecipare a queste sessioni può aiutarti a liberare lo stress, migliorare il tuo umore e sperimentare la gioia della risata con gli altri.

4. *Guarda Commedie e Film Allegri:*

Dedica del tempo a guardare film comici o spettacoli comici che ti fanno ridere. La risata è contagiosa e godersi una buona commedia può migliorare il tuo stato d'animo e darti un momento di svago.

5. *Coltiva l'Umorismo nella Comunicazione:*

Cerca di introdurre l'umorismo e la leggerezza nelle tue interazioni quotidiane.

Scherza con amici, familiari o colleghi e trova modi per affrontare le situazioni con leggerezza e positività.

6. **_Tieni un Diario della Gratitudine e del Divertimento:_**
   Oltre a annotare le cose per cui sei grato ogni giorno, tieni traccia anche dei momenti divertenti e delle cose che ti fanno ridere. Rileggere queste annotazioni ti aiuterà a mantenere una prospettiva positiva e a riscoprire la gioia nei momenti difficili.

7. **_Partecipa a Corsi di Improvvisazione o Teatro Comico:_**
   Considera la possibilità di partecipare a corsi di improvvisazione o teatro comico. Queste attività ti mettono alla prova, ti insegnano a reagire in modo spontaneo e ti aiutano a sviluppare un senso dell'umorismo più vivace.

8. **_Organizza Serate di Giochi o Serate di Risate con Amici:_**
   Organizza serate di giochi o serate di risate con amici o familiari, durante le quali potete giocare a giochi da tavolo, guardare video comici o raccontare storie divertenti. Queste occasioni possono creare legami più stretti e portare gioia nella tua vita.

9. ***Pratica la Respirazione del Riso:***
Dedica alcuni minuti ogni giorno alla respirazione del riso, inspirando profondamente e poi ridendo ad alta voce mentre espiri. Questo esercizio stimola il sistema nervoso parasimpatico, inducendo una sensazione di rilassamento e benessere.

10. ***Crea una Playlist di Risate:***
Crea una playlist di risate o clip comiche che ti fanno ridere. Ascoltare queste registrazioni quando ti senti giù può sollevarti e ridurre lo stress, portando gioia nel tuo giorno.

Conclusione:

In conclusione, ridere e godersi il processo di crescita personale è fondamentale per mantenere uno spirito positivo e resiliente mentre affronti le sfide della vita.
Coltivare l'umorismo, coltivare un'attitudine positiva, trovare il divertimento nel fallimento, coltivare un senso dell'assurdo, praticare la gratitudine, cercare l'umorismo nei momenti difficili, condividere il tuo umorismo con gli altri e trovare momenti di gioia nella vita quotidiana sono tutti modi efficaci per integrare la gioia e l'umorismo nel tuo viaggio di crescita personale.

Conclusione del libro:

Nel corso di questo libro, abbiamo esplorato una vasta gamma di pratiche e strategie per migliorare la nostra salute mentale, emotiva e fisica, e per condurre una vita più piena e soddisfacente. Attraverso la coltivazione di abitudini quotidiane positive e la promozione di uno stile di vita equilibrato, possiamo trasformare la nostra esistenza e raggiungere una maggiore felicità e realizzazione personale. Uno degli aspetti chiave che abbiamo esaminato è la pratica della gratitudine. Riconoscere e apprezzare le cose positive nella nostra vita può trasformare radicalmente la nostra prospettiva, portando più gioia e soddisfazione nel nostro quotidiano. La gentilezza, sia verso noi stessi che verso gli altri, è un altro elemento essenziale per la nostra felicità. Attraverso atti di gentilezza e compassione, possiamo creare legami significativi e promuovere un senso di comunità e connessione. Abbiamo anche discusso dell'importanza di vivere nel presente, abbracciando il momento attuale anziché preoccuparci costantemente del passato o del futuro. Questa pratica ci consente di sperimentare la gioia e la bellezza della vita in modo più completo e autentico. Inoltre, abbiamo esplorato il valore dell'attività fisica regolare, che non solo migliora la nostra salute fisica, ma anche il nostro benessere mentale e emotivo.

Le relazioni significative con amici e familiari sono un pilastro fondamentale della nostra felicità e benessere. Coltivare queste relazioni ci fornisce un sostegno emotivo cruciale e ci aiuta a superare le sfide della vita con più forza e resilienza. Trovare un senso di scopo e significato nella nostra vita è un altro aspetto cruciale per il nostro benessere complessivo. Quando abbiamo un senso di direzione e una ragione per cui vivere, ci sentiamo più motivati e ispirati a perseguire i nostri obiettivi. Dedicare del tempo alle nostre passioni e hobby è un modo importante per nutrire la nostra creatività e gioia di vivere. Queste attività ci permettono di esprimere noi stessi in modi unici e di trovare piacere nelle piccole cose. Sviluppare una mentalità ottimistica e resiliente ci aiuta a superare le sfide e gli ostacoli con più coraggio e determinazione, mentre imparare a gestire lo stress e le emozioni in modo sano ci permette di mantenere la calma e la chiarezza mentale anche nelle situazioni più difficili. La pratica della mindfulness o della meditazione ci aiuta a trovare equilibrio interiore e pace mentale, mentre mantenere un equilibrio sano tra lavoro, svago e riposo ci aiuta a preservare la nostra salute e il nostro benessere generale. Il volontariato e l'aiuto agli altri in modo altruistico ci permette di coltivare un senso di gratitudine e realizzazione personale, mentre la limitazione dell'esposizione alle notizie negative o tossiche ci protegge da influenze dannose e ci aiuta a mantenere uno stato mentale positivo.

Trascorrere del tempo nella natura ci rigenera e ci connette con il mondo naturale, mentre stabilire obiettivi realistici e lavorare costantemente per raggiungerli ci permette di realizzare il nostro pieno potenziale. Ridurre al minimo il tempo trascorso sui social media e investirlo in interazioni faccia a faccia ci aiuta a coltivare legami significativi e autentici, mentre nutrire il nostro corpo con cibo sano e bilanciato ci fornisce l'energia e la vitalità di cui abbiamo bisogno per vivere una vita piena e soddisfacente. Infine, ridere e godere del processo di crescita personale è essenziale per mantenere uno spirito gioioso e ottimista. Mentre affrontiamo le sfide e le avversità della vita, è importante ricordare di trovare gioia e divertimento lungo il percorso. Ogni giorno ci offre nuove opportunità di crescita e apprendimento, e ogni momento è un'opportunità per celebrare la bellezza e la meraviglia della vita. In conclusione, coltivare queste abitudini e pratiche quotidiane può trasformare radicalmente la nostra esistenza, portando più gioia, soddisfazione e realizzazione nella nostra vita. Spero che le informazioni e le tecniche condivise in questo libro ti ispirino a abbracciare la vita pienamente e a creare la vita che desideri veramente vivere. Ricorda sempre che sei degno di amore, felicità e successo, e che hai il potere di creare la vita dei tuoi sogni. Che la tua vita sia piena di gioia, gratitudine e abbondanza in ogni momento.